Neetu Gupta
Charu Marya
Sukhvinder Singh

Biomarcadores de doenças orais

Neetu Gupta
Charu Marya
Sukhvinder Singh

Biomarcadores de doenças orais

ScienciaScripts

Imprint

Cover image: www.ingimage.com

This book is a translation from the original published under ISBN 978-3-659-82866-9.

Publisher:
Sciencia Scripts
is a trademark of
Dodo Books Indian Ocean Ltd. and OmniScriptum S.R.L publishing group

120 High Road, East Finchley, London, N2 9ED, United Kingdom
Str. Armeneasca 28/1, office 1, Chisinau MD-2012, Republic of Moldova, Europe
Printed at: see last page
ISBN: 978-620-8-18330-1

CAPÍTULO 1 **INTRODUÇÃO**

O corpo humano e a fisiologia subjacente ao funcionamento do corpo humano têm sido os temas mais investigados e debatidos desde os primórdios da humanidade. Mesmo antes do desenvolvimento da medicina como ciência, foram feitos esforços para distinguir as funções e reacções anormais do corpo humano das normais. Estes indicadores de normalidade ou anormalidade eram inicialmente caraterísticas externas e morfológicas, que evoluíram para caraterísticas internas, complexas e bioquímicas com o advento e o progresso da ciência médica. Estes indicadores de saúde e de doença foram posteriormente designados por biomarcadores.

Em 2001, um painel de consenso do National Institutes of Health definiu o termo biomarcador como "uma caraterística que é objetivamente medida e avaliada como um indicador de processos biológicos normais, processos patogénicos ou respostas farmacológicas a uma intervenção terapêutica ou outra intervenção de cuidados de saúde".[1] Esta definição é ampla e, embora não seja explicitamente indicada, inclui testes laboratoriais, exames radiológicos e os resultados de exames físicos. [2]Embora o termo biomarcador seja relativamente recente, remontando ao final da década de 1960, as avaliações e medições biológicas na avaliação da doença humana têm sido praticadas desde a antiguidade, como comprovam os escritos dos antigos egípcios.

Os biomarcadores são cada vez mais utilizados em estudos empíricos de populações humanas para compreender os processos fisiológicos que se alteram com a idade, as doenças cujo aparecimento parece estar associado à idade e o próprio processo de envelhecimento. Exemplos de biomarcadores são proteínas, lípidos, produtos do genoma, metabolitos ou padrões proteómicos, padrões de imagem, sinais eléctricos e células que aparecem em análises histológicas e patológicas. O biomarcador é produzido pelo órgão doente (por exemplo, um tumor) ou pelo organismo em resposta a uma doença. Os biomarcadores são potencialmente úteis em todo o espetro do processo da doença. Antes do diagnóstico, os marcadores podem ser utilizados para o rastreio e

Avaliação do risco. Durante o diagnóstico, os marcadores podem determinar o estadiamento, a categorização e a escolha da terapêutica inicial. Mais tarde, podem ser utilizados para monitorizar a terapia, selecionar terapias adicionais ou monitorizar a doença recorrente.[1] A identificação de biomarcadores inclui, portanto, todos os testes de diagnóstico, técnicas de imagiologia e todas as outras medições objectivas do estado de saúde de uma pessoa.

À medida que as tecnologias continuam a avançar e que se reconhecem as ligações entre as doenças orais, como a periodontite, a cárie, o cancro e as lesões pré-cancerosas, e as doenças sistémicas, está a ser dada cada vez mais ênfase ao desenvolvimento de biomarcadores para o diagnóstico da saúde e da doença orais. As doenças mais comuns da cavidade oral são a cárie, a periodontite e o cancro oral, que se manifestam sob a forma de perda de inserção e de osso, formação de bolsas, recessão, perda de esmalte e vários produtos inflamatórios e celulares.[3] No passado, as doenças orais eram diagnosticadas com a ajuda de sondas, radiografias, exame clínico e recolha de uma história clínica adequada. Estes métodos de diagnóstico são subjectivos e demorados e podem conduzir a um diagnóstico falso positivo ou falso negativo da doença, resultando em subtratamento ou sobretratamento e numa baixa taxa de intervenção terapêutica adequada.[4] Os avanços na investigação do diagnóstico das doenças orais estão a avançar para métodos que podem identificar e quantificar o risco para a saúde oral através de medidas objectivas específicas, como os biomarcadores.[5] Isoladamente ou em combinação, os biomarcadores podem fornecer um sistema de alerta precoce para o risco de futuros problemas de saúde.[6] Para que os biomarcadores desempenhem o seu papel adequado na prática de rotina, os profissionais de saúde oral precisam de compreender melhor a sua relação com os mecanismos de progressão da doença e de intervenção terapêutica.

Os meios biológicos de eleição para a identificação de biomarcadores de doenças orais incluem a saliva, o soro, a placa subgengival, as biópsias de tecidos e o fluido do cancro gengival. Muitos protocolos de diagnóstico e kits de diagnóstico são desenvolvidos com base em resultados de investigação.

realizado. A investigação é sobretudo transversal e não longitudinal e, além disso, os kits de diagnóstico estão fora do alcance da população ativa. São necessários esforços sustentados para o desenvolvimento e utilização de biomarcadores na ciência da saúde oral, o que acabará por alterar a forma como a medicina dentária é praticada.

Os biomarcadores adquiriram um enorme valor e interesse científico e clínico na prática médica. No futuro, a integração de biomarcadores determinados com a ajuda de novas tecnologias na prática médica será necessária para alcançar a "personalização" do tratamento e da prevenção de doenças.

O objetivo deste livro é, portanto, fornecer uma visão geral da literatura disponível sobre biomarcadores relacionados com doenças orais.

CAPÍTULO 2 **DESENVOLVIMENTO DE BIOMARCADORES**

Os biomarcadores são indicadores da ocorrência e progressão de doenças. Os biomarcadores podem ser utilizados para prever a resposta clínica ao tratamento e, em alguns casos, podem representar potenciais alvos de medicamentos. Os biomarcadores podem ser obtidos a partir de tecidos sólidos e de biofluidos. Podem também estar relacionados com factores clínicos ou de risco não moleculares, tais como informações sobre o estilo de vida e sinais fisiológicos. Na prática clínica, são utilizados diferentes tipos de biomarcadores para detetar doenças e prever resultados clínicos. Embora o termo "biomarcador" seja amplamente utilizado na investigação biomédica, não é claro quando foi utilizado pela primeira vez na investigação biomédica. [2]Embora a palavra "biomarcador" tenha sido cunhada na década de 1960 ( ), a primeira utilização no título de um artigo de jornal (com base numa pesquisa no PubMed) foi em 1980.[7] O termo "biomarcador" é composto por "biológico" e "marcador" e, embora pareça simples, evoluiu para abranger uma vasta gama de produtos químicos e

fenómenos fisiológicos. Tendo em conta os progressos tecnológicos registados até à data, seria realmente interessante investigar o desenvolvimento de biomarcadores.

As avaliações e medições biológicas para avaliar a doença humana têm sido praticadas desde a antiguidade, como se pode ver nos escritos dos antigos egípcios. Os biomarcadores clinicamente úteis evoluíram ao longo do tempo, reflectindo os progressos científicos e tecnológicos realizados ao longo dos séculos.[8]

Como resultado, está disponível um número crescente de testes e procedimentos clinicamente relevantes para avaliar a lesão de órgãos e orientar o tratamento. As recentes descobertas no domínio da genética e da biologia molecular conduziram a avanços impressionantes na nossa compreensão dos processos fisiopatológicos de doenças individuais e geraram uma grande variedade de potenciais terapias dirigidas contra novos alvos. Consequentemente, a identificação, validação e quantificação de biomarcadores e o desenvolvimento de tecnologias analíticas para a medição de biomarcadores tornaram-se cada vez mais importantes. Espera-se que uma maior caraterização de novos biomarcadores melhore as estratégias de diagnóstico e prognóstico e acelere o desenvolvimento de novas terapias farmacológicas e não farmacológicas, conduzindo, em última análise, a melhores resultados para os doentes.

Nos seus primórdios, os biomarcadores limitavam-se a observações e achados físicos objectivos, como a frequência cardíaca e a temperatura tátil, bem como a caraterísticas gerais do corpo do doente. A utilidade diagnóstica e prognóstica destes biomarcadores físicos pode ser rastreada até aos

primeiros manuscritos médicos conhecidos, os papiros médicos do antigo Egito (século XVII a.C.). Os Papiros de Edwin Smith, que se pensa terem sido escritos por volta de 1500 a.C. e baseados no trabalho anterior de Imhotep (século 27 a.C.), descrevem 48 casos de traumatismo, bem como considerações terapêuticas e de prognóstico.[9]
O exame de amostras biológicas também pode ser rastreado até à antiguidade, sendo o exame qualitativo da urina e das fezes mencionado no Livro de Prognósticos da Assíria (650 a.C.).[10] Não é de surpreender que o significado prognóstico e diagnóstico dos resultados deste período se baseasse numa combinação de observação e misticismo espiritual. A utilidade das preparações biológicas para o diagnóstico e prognóstico de doenças foi ainda mais avançada pelos gregos antigos. Hipócrates (350 a.C.) defendia uma abordagem sistemática do doente que incluía procedimentos de exame físico e uma inspeção cuidadosa dos fluidos corporais.[10] O médico hipocrático utilizava os seus cinco sentidos para examinar as secreções e excreções do doente, a fim de determinar o prognóstico de uma doença e ajudar no tratamento. Foi dada especial atenção ao exame da urina, e atribui-se a Hipócrates a ligação de certas propriedades da urina, incluindo o sedimento e a escória superficial, a doenças crónicas. Nos séculos que se seguiram, a uroscopia tornou-se uma parte importante da avaliação dos doentes e, na Idade Média, a "matula" (frasco de urina) tornou-se o símbolo mais reconhecido da profissão médica. A importância do diagnóstico da urina foi exagerada no século XVI, quando muitas vezes se sobrepôs à avaliação direta do doente, levando ao isolamento do médico e do doente.[11] Este facto levou a uma reação negativa contra os que praticavam a uroscopia: no entanto, o exame macroscópico da urina continuou a ser o marcador biológico mais importante no diagnóstico clínico até à era vitoriana.[12]
O século XX trouxe avanços impressionantes que permitiram obter cada vez mais dados clínicos. Instrumentos como o estetoscópio, o oftalmoscópio, o laringoscópio, o espirómetro, o eletrocardiograma e o esfigmomanómetro permitiram melhorar o exame físico e as medições fisiológicas. Além disso, a radiografia, o microscópio e as novas técnicas laboratoriais químicas e microbiológicas alargaram consideravelmente as possibilidades de diagnóstico do médico. Estes desenvolvimentos permitiram um nível de objetividade sem precedentes na avaliação dos indicadores biológicos da função biológica normal e anormal. Como resultado, os médicos foram capazes de estabelecer padrões e avaliar anomalias na fisiologia humana.[10] Por volta da viragem do século, foram criados laboratórios de patologia clínica em cada vez mais hospitais. A análise sistemática de amostras de sangue e urina estabeleceu valores de referência para uma variedade de analitos, correlacionou anomalias em estados de doença e clarificou as vias

metabólicas na saúde e na doença.[13] Os avanços nas técnicas analíticas, incluindo a separação cromatográfica e a quantificação colorimétrica de analitos, facilitaram a utilidade clínica e resultaram na capacidade de estudar um número crescente de marcadores biológicos para monitorizar as alterações do estado do doente. Os médicos tornaram-se cada vez mais dependentes da análise química dos fluidos corporais para monitorizar o estado de saúde, diagnosticar e prever doenças e avaliar a resposta a intervenções terapêuticas. Com o aumento da compreensão dos processos fisiopatológicos envolvidos em processos de doença específicos, seguiu-se a procura de identificação e caraterização de marcadores biológicos com sensibilidade e especificidade melhoradas para uma variedade de doenças e os seus resultados associados. Técnicas genómicas, proteómicas e metabólicas avançadas permitem agora a análise comparativa de amostras de indivíduos saudáveis e doentes e facilitam a identificação de biomarcadores. Consequentemente, as iniciativas em matéria de biomarcadores tornaram-se omnipresentes no panorama científico e estão a ser mobilizados fundos públicos e privados consideráveis para clarificar a utilidade dos marcadores biológicos em praticamente todas as áreas dos cuidados de saúde. As novas medidas da função biológica revelar-se-ão fundamentais na investigação e servirão como parâmetros de substituição em ensaios clínicos que prometem agilizar o desenvolvimento de terapêuticas farmacológicas e não farmacológicas.[14] Além disso, espera-se que biomarcadores selecionados e painéis de biomarcadores revolucionem o desenvolvimento de medicamentos, o rastreio ambiental e de saúde e a medicina, abrindo caminho para cuidados personalizados dos doentes. Estudos de biomarcadores actuais e futuros
permitirão provavelmente uma avaliação individualizada da suscetibilidade à doença, da resposta à terapêutica e da progressão/regressão da doença.

A utilização de medidas biológicas na avaliação da saúde e da doença não é nova: no entanto, o conceito do que constitui um biomarcador útil evoluiu consideravelmente, em paralelo com os avanços tecnológicos da época.

A evolução histórica dos biomarcadores nos últimos tempos pode ser resumida da seguinte forma:[15]

1. **1847:** É descoberto o primeiro teste laboratorial para um biomarcador proteico do cancro, a proteína de Bence-Jones na urina.

2. **1954:** Teste para a medição das transaminases no enfarte do miocárdio.
3. **1960:** O termo "biomarcador" aparece pela primeira vez na literatura relacionado com produtos metabólicos e anomalias bioquímicas que estão associados a várias doenças.
4. **1967:** Um teste melhorado para o enfarte do miocárdio baseado num biomarcador, a creatina fosfoquinase sérica.
5. **1971:** Relatório sobre o antigénio carcinoembrionário (CEA) como biomarcador do cancro.
6. **1987:** Troponina I como biomarcador de enfarte do miocárdio.
7. **1990:** Espectrometria de massa com acelerador para análise de amostras biológicas para biomarcadores.
8. **1995:** Aplicações da proteómica para a descoberta de biomarcadores e para a utilização em diagnósticos moleculares.
9. **1999:** Emergência da metabolómica para analisar biomarcadores
10. **2000**: É concluída a sequenciação do genoma humano, abrindo caminho para a descoberta de biomarcadores genéticos.
11. **2005**: A descoberta e aplicação de biomarcadores torna-se uma atividade importante na biotecnologia e na indústria biofarmacêutica.

CAPÍTULO 3 **DEFINIÇÃO, CLASSIFICAÇÃO E TIPOS DE BIOMARCADORES**

Há uma série de questões-chave sobre a atual tomada de decisões clínicas. Como é que os clínicos podem avaliar o risco de doença dentária? Que métodos laboratoriais e clínicos úteis estão disponíveis para a avaliação do risco?[1]

A chave para todas estas questões reside em vários factores de previsão da doença, que são os seguintes:[15]

1. **Marcador de risco**: Uma caraterística ou acontecimento que está associado a uma maior probabilidade de doença, mas que não é necessariamente um fator causal.

2. **Indicador de risco**: Um evento que só está associado a um resultado em estudos transversais.

3. **Fator de risco**: Uma ação ou acontecimento que está estatisticamente relacionado de alguma forma com um resultado e é verdadeiramente causal.

4. **Fator determinante do risco**: Uma caraterística ou acontecimento que aumenta a probabilidade de ocorrência de uma doença.

5. **Biomarcador**: Um indicador de uma reação fisiológica ou patológica.

Os investigadores de todas as áreas da medicina estão à procura de marcadores biológicos de diagnóstico úteis. Um *biomarcador ideal* deve indicar a presença de um processo de doença antes da ocorrência de danos clínicos importantes. Esse marcador deve ter uma especificidade e sensibilidade elevadas e ser fácil de utilizar no local de prestação de cuidados ou como dispositivo ou teste para utilização doméstica.

Existem várias definições de biomarcadores dadas por diferentes autores. De acordo com a definição do Biomarker Working Group de 1995:[1]

"Um biomarcador é uma caraterística que pode ser objetivamente medida e avaliada como um indicador de um processo fisiológico ou patológico ou de uma resposta farmacológica a uma intervenção terapêutica."

Os biomarcadores clássicos são: alterações mensuráveis da tensão arterial, o nível de lactato no sangue após o exercício e o nível de açúcar no sangue na diabetes mellitus. Qualquer alteração molecular específica numa célula ao nível do ADN, ARN, metabolito ou proteína pode ser descrita como um biomarcador molecular.

Categorias de biomarcadores:

Na era da biologia molecular, os biomarcadores referem-se geralmente a biomarcadores moleculares, que podem ser divididos em três grandes categorias:[15]

1. Os que acompanham a progressão da doença ao longo do tempo e se correlacionam com medidas clínicas conhecidas **(biomarcadores de tipo 0)**.

2. Os que detectam o efeito de um medicamento **(biomarcadores de tipo I)**.

3. Os que servem de parâmetros de substituição em ensaios clínicos **(biomarcadores de tipo II)**.

Embora os investigadores estejam a investigar as três categorias, as empresas de biotecnologia e farmacêuticas privilegiam a utilização de biomarcadores como ferramentas de descoberta de medicamentos - não só para detetar respostas biológicas a medicamentos experimentais, mas também para ajudar a descobrir novos alvos para intervenção terapêutica.

Um biomarcador pode ser tão simples como um teste laboratorial ou tão complexo como um padrão de genes ou proteínas. De um ponto de vista prático, o biomarcador deve refletir de forma específica e sensível um estado de doença e pode ser utilizado tanto para o diagnóstico como para a monitorização da doença durante e após a terapêutica. O termo "biomarcador negativo" é utilizado para um marcador que é deficiente ou está ausente numa doença.[15]

Um parâmetro de substituição é um biomarcador que se destina a servir como substituto de um parâmetro clinicamente significativo e que se espera que preveja o efeito de uma intervenção terapêutica.

Estas definições mostram uma clara distinção hierárquica entre biomarcadores e parâmetros de substituição. Embora muitos biomarcadores laboratoriais possam ser associados a um estado de doença específico, o termo "substituto" refere-se à capacidade de um biomarcador para fornecer informações sobre o prognóstico clínico ou a eficácia de uma terapêutica. A palavra "substituto" implica uma forte correlação com um parâmetro clínico, mas para ser clinicamente útil, um substituto tem de fornecer informações sobre o prognóstico ou a eficácia terapêutica num período de tempo significativamente inferior ao que seria necessário para seguir o parâmetro clínico.

No passado, os substitutos bem sucedidos associaram os efeitos dos biomarcadores a efeitos individuais em grandes populações. No entanto, este quadro tem de ser alargado, uma vez que não tem em conta a qualidade multidimensional da resposta clínica e, por conseguinte, está em contradição com os actuais objectivos da terapêutica individualizada. Deve também ser considerada a possibilidade de múltiplos biomarcadores poderem fornecer informações úteis de forma agregada.

Um biomarcador é válido se:[15]

1. Pode ser medido num sistema de ensaio com caraterísticas de desempenho bem estabelecidas,

2. Se a sua importância clínica for comprovada.

Classificação dos biomarcadores:

Os biomarcadores foram classificados de diferentes formas:[15]

3. Consoante o tipo de utilização

2.8 em função da prestação

2.9 de acordo com o rácio de desenvolvimento clínico

De um ponto de vista prático, o biomarcador reflectiria de forma específica e sensível um estado de doença que poderia ser utilizado tanto para o diagnóstico como para a monitorização da doença durante e após a terapia.

1. Consoante o tipo de utilização

O primeiro tipo de classificação, que se baseia no tipo de utilização, subdivide-se ainda em:

a. **Biomarcadores de doença**: São biomarcadores de tipo 0.

Fornecem pistas sobre o mecanismo patogénico de uma doença.

b. **Biomarcadores de diagnóstico**: para a deteção precoce de doenças.

Utilizado para acompanhar a evolução da doença ao longo do tempo.

c. **Biomarcadores de prognóstico**: são utilizados para prever o prognóstico ou o resultado de uma doença.

d. **Biomarcador de diagnóstico**: Utilização como diagnóstico molecular.

e. **Os biomarcadores como elo de ligação entre o diagnóstico e a terapêutica.**

f. **Biomarcadores para a investigação de medicamentos**

g. **Biomarcador do alvo**: Informa sobre a interação do medicamento com o seu alvo

h. **Biomarcadores preditivos**: para prever a doença na fase pré-sintomática.

Previsão do efeito de um medicamento numa doença.

Para prever a toxicidade de um medicamento.

i. **Biomarcadores para a deteção de efeitos de medicamentos**: São biomarcadores de tipo I.

j. **Biomarcadores de eficácia**: Utilizados como um indicador do efeito positivo de um medicamento.

k. **Biomarcador do mecanismo**: Relatórios sobre um efeito a jusante de um medicamento

l. **Biomarcador de toxicidade**: Indica o efeito toxicológico de um medicamento.

m.**Translation Biomarker**: Um biomarcador que pode ser utilizado tanto em contextos pré-clínicos como clínicos.

n. **Biomarcadores como parâmetros de substituição em ensaios clínicos**: biomarcadores de tipo II

o. **Biomarcadores válidos**: São validados em estudos clínicos.

2. <u>Com base no programa de utilidade pública:</u>

O segundo tipo de classificação, que se baseia na utilidade, subdivide-se ainda em:[16]

a. **Deteção precoce**: Utilizada para o rastreio de doentes com vista à deteção precoce de doenças.

b. **Diagnóstico**: Utilizado para avaliar a presença ou ausência de uma doença.

c. **Prognóstico**: Utilizado para avaliar a probabilidade de sobrevivência.

d. **Preditivo**: Utilizado para monitorizar a eficácia do tratamento.

e. **Objetivo**: Determinar os alvos moleculares de uma nova terapia.

3. Com base no rácio de desenvolvimento clínico

O terceiro tipo de classificação, que se baseia no rácio de desenvolvimento clínico, subdivide-se ainda em:[15]

a. **Biomarcador de predisposição**: determinação da predisposição para uma doença

b. **Biomarcadores para rastreio**: para identificar pessoas que sofrem de uma doença

c. **Biomarcadores para o estadiamento**: Para determinar a fase de progressão da doença.

d. **Biomarcadores preditivos**: Para prever o curso da doença.

e. **Biomarcadores de prognóstico**: para a avaliação da progressão da doença e dos resultados.

As caraterísticas de um biomarcador ideal são[15]

- De acordo com a FDA, um biomarcador ideal deve estar especificamente associado a uma determinada doença ou estado de doença e ser capaz de distinguir entre condições fisiológicas semelhantes.
- Seria desejável que fontes biológicas padrão, como o soro e a urina, pudessem ser utilizadas para a identificação de biomarcadores.
- Deve estar disponível uma deteção rápida, simples, exacta e rentável do marcador em questão, juntamente com uma linha de base mensurável e normalizada como ponto de referência.
- Um biomarcador ideal deve ter um nível de expressão previsível. Isto mostraria uma ligação clara entre condições mensuráveis e potenciais doenças.
- Para ser reconhecido, um biomarcador deve preencher determinados critérios. Só pode ser rotulado como biomarcador se cumprir todos os objectivos a seguir enumerados.

Requisitos para um biomarcador:

Os requisitos para um biomarcador são os seguintes:[16]

1. **Fiabilidade**: A deteção deve ser muito fiável.

2. **Reprodutibilidade**: Uma correlação elevada entre duas medições.

3. **Exatidão**: O erro total deve ser zero.

4. **Precisão**: Deve medir o nível real, sem distorção.

5. **Validade**: Deve medir a mudança ou o efeito efetivo da intervenção sobre o resultado.

6. **Enviesamento**: Erro sistemático introduzido numa amostra ou teste pela seleção ou promoção de um resultado ou resposta em detrimento de outros.

Utilização de um biomarcador:

Após uma concetualização detalhada dos biomarcadores, é agora claro que os biomarcadores têm as seguintes utilizações:[17]

1. Utilizado como ferramenta de diagnóstico.
2. Um instrumento utilizado para o estadiamento da doença.
3. Utilizado como indicador de doenças.
4. Utilizado para prever e monitorizar a resposta clínica a uma intervenção.

níveis em que os biomarcadores podem ser reconhecidos:

Os diferentes tipos de biomarcadores podem ser identificados a diferentes níveis utilizando as tecnologias mais recentes. Alguns dos níveis a que os biomarcadores podem ser reconhecidos são os seguintes[15]

1. **Genómica**: Este biomarcador genético pode ser isolado de qualquer célula nucleada.

2. **Proteómica**: Este biomarcador proteico pode ser reconhecido a partir de qualquer fluido corporal.

3. **Metabonómico**: Este pequeno biomarcador pode ser detectado nos fluidos corporais.

4. **Glicómica**: Este biomarcador de hidratos de carbono pode ser detectado nos fluidos corporais.

A doença oral enquanto tal também pode ser reconhecida através da deteção de biomarcadores a diferentes níveis. Os diferentes níveis a que a doença periodontal pode ser reconhecida são:[15]

1. **Molecular**: Ativação de receptores para endotoxinas.

   Os métodos utilizados são a reação em cadeia da polimerase e a hibridação do ADN.

2. **Celular**: Ativação de células inflamatórias como os neutrófilos.

   Métodos utilizados: ELISA, imunohistoquímica.

3. **Tecido**: Pode reconhecer-se a perda de tecido ósseo e conjuntivo.

Os métodos utilizados são a histomorfometria e a imunohistoquímica.

4. **Clínico**: Perda de inserção, sondagem periodontal, perda óssea, perda de tecido,

Infestação dos gânglios linfáticos.

Os genes como biomarcadores

Um gene é uma sequência de ADN cromossómico que é necessária para a produção de uma proteína funcional ou de uma molécula de ARN funcional. O tamanho dos genes varia de pequeno (1,5 kb para o gene da globina) a grande (cerca de 2.000 kb para o gene da distrofia muscular de Duchenne). Um gene inclui não só as sequências codificantes, mas também as sequências nucleotídicas vizinhas que são necessárias para a expressão correta dos genes, ou seja, para a produção de uma molécula de ARNm normal.[15]

A atividade de um gene, a chamada "expressão" de um gene, significa que o seu ADN é utilizado como modelo para a produção de uma proteína específica. Nem todos os genes são expressos numa célula humana típica, e os que são expressos variam de célula para célula.

Os padrões em que um gene é expresso fornecem informações sobre o seu papel biológico. A disfunção dos genes está envolvida na maioria das doenças, incluindo as doenças hereditárias. Atualmente, está bem estabelecido que a expressão diferencial dos genes leva a uma expressão cuidadosamente controlada (ou regulada) de proteínas funcionais, como a hemoglobina e a insulina.[15]

As proteínas como biomarcadores

As proteínas são moléculas bastante grandes, constituídas por aminoácidos encadeados como uma cadeia. A sequência específica de aminoácidos que compõe cada proteína é codificada por um gene no ADN das células vivas. Uma proteína não pode ser sintetizada sem que o seu ARNm esteja presente, mas uma proteína pode persistir na célula se o seu ARNm já não estiver presente. No entanto, o ARNm pode estar presente em grandes quantidades, mas a mensagem não é traduzida em proteínas.[16]

Os péptidos são pequenas proteínas que desempenham um papel central em quase todos os processos biológicos. Actuam como mensageiros bioquímicos (por exemplo, insulina, calcitonina e angiotensina) ou ocorrem como produtos metabólicos das proteínas. Basicamente, todos os biomarcadores inflamatórios são proteínas por natureza. Estes biomarcadores podem provir de uma das seguintes fontes:

1. **Mediadores inflamatórios:** incluem várias citocinas como a IL-1α, TNFα, IL-1β, IL-6, etc.

2. **Enzimas do próprio hospedeiro:** incluem uma variedade de citocinas, como a aspartato aminotransferase, a elastase, etc.

3. **Produtos de degradação dos tecidos:** Estes incluem uma variedade de glicoproteínas e proteoglicanos.

Testes de diagnóstico para a deteção destes biomarcadores inflamatórios:

Independentemente da sua origem, estes produtos podem ser detectados nos tecidos do nosso corpo através de vários testes laboratoriais de diagnóstico. Os testes de diagnóstico laboratorial mais utilizados para detetar estes biomarcadores inflamatórios são:

1. Ensaio de imunofluorescência:

A imunofluorescência é uma técnica que permite a visualização de uma proteína ou antigénio específico em células ou secções de tecido através da ligação de um anticorpo específico quimicamente conjugado a um corante fluorescente, como o isotiocianato de fluoresceína (FITC). A técnica dos anticorpos fluorescentes baseia-se na capacidade dos anticorpos para se ligarem a determinados corantes fluorescentes sem alterar as suas propriedades imunológicas.[18]

2. Radioimunoensaio [RIA]:

Todos os métodos RIA se baseiam num princípio que foi descrito pela primeira vez por Berson e Yallow em 1959: Baixas concentrações de anticorpos contra a hormona antigénica insulina podem ser detectadas pela sua capacidade de se ligarem à insulina radiomarcada. O RIA mede biomarcadores até 10-12 g. A RIA é uma técnica de medicina nuclear in-vitro muito sensível que pode medir as concentrações de antigénios sem necessidade de um bioensaio.

3. Ensaio de sorção imune ligado a enzimas [ELISA]:

O ensaio de imunoabsorção enzimática (ELISA), também conhecido como imunoensaio enzimático (EIA), é um método bioquímico utilizado principalmente em imunologia para detetar a presença de um anticorpo ou antigénio numa amostra. O ELISA é utilizado como ferramenta de diagnóstico em medicina e patologia vegetal, bem como para o controlo de qualidade em várias indústrias. Em termos simples, o ELISA analisa uma quantidade desconhecida de

O antigénio é aplicado a uma superfície e, em seguida, um anticorpo específico é aplicado à superfície para que se possa ligar ao antigénio. Este anticorpo está ligado a uma enzima e, na etapa final, é adicionada uma substância que pode converter a enzima num sinal detetável, normalmente uma mudança de cor de um substrato químico.

4. Teste de fixação do complemento:

O teste de fixação do complemento (CFT) é um método serológico clássico para a deteção de anticorpos contra agentes patogénicos de doenças infecciosas e provou ser um método de diagnóstico padrão em muitos laboratórios médicos. O teste de fixação do complemento é um teste médico imunológico que pode ser utilizado para detetar anticorpos específicos ou antigénios específicos no soro de um doente.[19]

5. Citometria de fluxo:

A citometria de fluxo é uma tecnologia que tem influenciado significativamente tanto a biologia celular básica como a medicina clínica. O princípio principal da citometria de fluxo é que as partículas individuais suspensas num fluxo de líquido são analisadas individualmente num período de tempo muito curto à medida que passam por uma fonte de luz focada numa área muito pequena. Os sinais ópticos gerados são geralmente bandas espectrais de luz no espetro visível, que representam a deteção de vários componentes químicos ou biológicos, geralmente fluorescência. Permite a análise multiparamétrica simultânea das propriedades físicas e/ou químicas de até milhares de partículas por segundo.[22]

6. Reação em cadeia da polimerase [PCR]:

A PCR foi desenvolvida por Kary Mullis em 1983 e é um método rápido, económico e simples para copiar fragmentos de ADN específicos a partir de pequenas quantidades de ADN inicial. A PCR envolve normalmente os seguintes passos:[23]

Etapa de inicialização

- Etapa de desnaturação
- Etapa de recozimento:

- Etapa de expansão/extensão:
- Alongamento final:
- Paragem final

7. Espectrometria de massa:

A espetrometria de massa (MS) é uma técnica poderosa para identificar substâncias desconhecidas, analisar a estrutura molecular e investigar os princípios fundamentais da química A espetrometria de massa é uma técnica analítica que mede a relação massa/carga de partículas carregadas. É utilizada para determinar a massa das partículas, para determinar a composição elementar de uma amostra ou molécula e para elucidar a estrutura química de moléculas como os péptidos e outros compostos químicos. O princípio da MS consiste em ionizar compostos químicos para produzir moléculas carregadas ou fragmentos de moléculas e medir a sua razão massa/carga.

8. Imuno-Histoquímica:

A imunohistoquímica ou IHC é a deteção de antigénios (por exemplo, proteínas) em células de uma secção de tecido, utilizando o princípio da ligação específica de anticorpos a antigénios em tecidos biológicos. A coloração imuno-histoquímica é frequentemente utilizada no diagnóstico de células anormais, como as encontradas em tumores cancerosos. Os marcadores moleculares específicos são caraterísticos de determinados processos celulares, como a proliferação ou a morte celular (apoptose). Na maioria dos casos, um anticorpo é conjugado com uma enzima, como a peroxidase, que pode catalisar a formação de uma cor ou de um corante.

que produz a reação. Em alternativa, o anticorpo pode também ser marcado com um fluoróforo, por exemplo, fluoresceína.[25]

Com base na nossa compreensão atual da complexidade das doenças orais, a identificação de um único marcador de diagnóstico para todas as formas de doença oral parece ilusória. No entanto, os investigadores têm procurado ativamente marcadores únicos de doenças orais no fluido crevicular gengival, na saliva, no soro e nos tecidos para desenvolver um teste simples que possa ser utilizado diretamente no local de prestação de cuidados para determinar se um doente tem uma doença oral e necessita de tratamento, por oposição a outro doente que não necessita de intervenção.[26]

As fontes a partir das quais os biomarcadores ideais podem ser determinados por vários testes para apoiar o diagnóstico e a progressão da doença periodontal são as seguintes: 1. fluido crevicular gengival
2. Saliva
3. Soro
4. Tecido gingival

CAPÍTULO 4 **BIOMARCADORES DA CÁRIE DENTÁRIA**

A cárie dentária é considerada uma doença infecciosa multifatorial causada por interações complexas entre bactérias formadoras de ácido, hidratos de carbono fermentáveis e muitos factores do hospedeiro, incluindo a saliva.[27] Com uma prevalência de mais de 40% em crianças pequenas e de cerca de 90% na população adulta, a cárie continua a ser um importante problema de saúde nos países em desenvolvimento e em todo o mundo.[28] A taxa de prevalência na infância é cinco vezes mais elevada do que a da segunda doença mais comum, a asma.[29] Apesar do declínio dramático
Embora as taxas de cárie tenham diminuído nas últimas décadas, 60 a 90 por cento das crianças em idade escolar continuam a ser afectadas.

e adultos.[30,31] Em muitos países, ainda se registam cáries dentárias graves em todos os grupos etários,[32,33]

que representa um enorme encargo social e económico.[34] É considerada uma doença multifatorial e as bactérias são a causa das lesões de cárie. No entanto, tem sido demonstrado que outros factores influenciam a aceleração ou o abrandamento do desenvolvimento de novas lesões de cárie. Consequentemente, muitos investigadores têm sido encorajados a investigar os factores causadores de cárie, bem como os mecanismos de defesa contra a cárie dentária.[35]

Importância da avaliação do risco de cárie

Atualmente, a cárie é tratada principalmente através de medidas de restauração, que nem sempre proporcionam resultados óptimos e satisfatórios. A avaliação do risco de cárie permite estimar a probabilidade de ocorrência de cárie, ou seja, o número de novas lesões de cárie ou lesões incipientes num determinado período, bem como a probabilidade de alterações no tamanho ou na atividade das lesões de cárie.[36] Ao avaliar com exatidão o risco de cárie, os pacientes com elevado risco de cárie podem ser identificados para terapias preventivas e melhorar a eficácia do tratamento. A identificação de proteínas salivares como biomarcadores de cáries dentárias permitiria classificar uma pessoa como propensa a cáries se estivesse presente um biomarcador salivar. Nesta base, a pessoa poderia participar num programa de saúde oral para controlar os seus hábitos alimentares e de higiene, a fim de prevenir o desenvolvimento de cáries dentárias. O papel da saliva e dos seus componentes biológicos tem sido

estão a ser investigados exaustivamente quanto à sua possível relevância para a cárie dentária, o que precisa de ser mais aprofundado para determinar os biomarcadores da cárie dentária.

Efeito inibidor de cáries da saliva

A saliva total é uma mistura complexa de fluidos orais composta por secreções das glândulas salivares, fluido gengival, secreções brônquicas e nasais expectoradas, soro e derivados do sangue de feridas orais, bactérias e produtos bacterianos, vírus, fungos, células epiteliais esfoliadas, outros componentes celulares e restos de alimentos.[37] A saliva desempenha um papel importante na manutenção da saúde oral. [38]Van Nieuw Amerongen et al. resumiram várias funções protectoras das proteínas salivares para a integridade dos dentes, incluindo a limpeza dos dentes, a proteção contra a abrasão e o desgaste, o retardamento da desmineralização e a promoção da remineralização, a neutralização rápida de ácidos e o afastamento de infecções na cavidade oral. A saliva oferece algum potencial na avaliação do risco de cárie. A falta de saliva favorece o desenvolvimento de cáries atípicas ou invulgares, ou seja, lesões cervicais, incisais ou nas pontas das cúspides e lesões radiculares.[39]

[40]Edgar e Higham categorizaram os efeitos inibidores de cárie da saliva como estáticos ou dinâmicos. Os efeitos estáticos são aqueles que podem ser assumidos como efeitos contínuos na composição microbiana da placa através de factores antimicrobianos ou metabólicos, efeitos protectores da formação de película salivar e os efeitos do fluxo salivar.

electrólitos (incluindo o flúor) na manutenção de um ambiente supersaturado para o mineral do dente. Os efeitos dinâmicos, por outro lado, são aqueles que se correlacionam com a taxa de fluxo após a estimulação salivar e são mobilizados ao longo do tempo, como mostrado pela curva de Stephan.[41] Estes incluem a remoção dos produtos ácidos do metabolismo da placa bacteriana após uma carga de açúcar e a capacidade de tamponamento para restaurar um pH neutro da placa bacteriana.[42] Sabe-se também que a saliva contém factores que aumentam o pH, como a sialina, a arginina e a ureia.[43] O ácido produzido pelas bactérias produtoras de ácido após a fermentação do açúcar faz com que o pH da placa desça abaixo de um valor crítico, levando à desmineralização das superfícies dentárias.[44] No entanto, a desmineralização pode ser revertida nas suas fases iniciais. A supersaturação da saliva com cálcio, fosfato e flúor permite que os dentes sejam remineralizados nesta fase.[45]

Microrganismos associados à cárie na saliva

Nas últimas décadas, uma extensa investigação forneceu informações importantes sobre a relação entre a cárie dentária e as bactérias salivares.[46] Um fator etiológico primário na cárie dentária é a produção de ácido a partir de hidratos de carbono da dieta por bactérias na saliva e na placa bacteriana.

As bactérias potencialmente cariogénicas estão normalmente presentes em quantidades relativamente pequenas na saliva e na placa bacteriana saudáveis. No entanto, com perturbações biológicas e ambientais, como o consumo mais frequente de hidratos de carbono fermentáveis, as condições de pH baixo favorecem a proliferação de bactérias ácidas.
bactérias tolerantes (e formadoras de ácido). Se as bactérias cariogénicas

A saliva e a placa bacteriana produzem mais ácidos ainda mais rapidamente, o que aumenta a prevalência destas bactérias cariogénicas.[47]

[48]Os estreptococos orais associados à cárie dentária são referidos como *estreptococos mutans*, sendo *o Streptococcus mutans* (*S. mutans*) e *o Streptococcus sobrinus* (*S. sobrinus*) as espécies predominantemente associadas à cárie em humanos. As caraterísticas fisiológicas dos *estreptococos mutans* que são mais importantes para a cariogénese incluem a síntese de polissacáridos extracelulares a partir da sacarose, o que promove a sua fixação firme aos dentes e a aglutinação apertada de células, a fermentação rápida de hidratos de carbono em ácidos e a tolerância a valores de pH baixos.[48] Foi demonstrado que *os estreptococos mutans* podem colonizar a boca dos bebés antes da extração dos dentes e são adquiridos por transmissão vertical e horizontal a partir de reservatórios humanos, particularmente da mãe.[49] Quanto mais cedo na infância aparecer um número elevado de *estreptococos mutans* na saliva, mais grave é a cárie na dentição primária.[50] *Os estreptococos mutans* também têm uma prevalência muito mais elevada e proporções mais elevadas em indivíduos com cáries positivas do que em indivíduos sem cáries.[51] Entre os *estreptococos mutans, o S. mutans está* frequentemente associado ao desenvolvimento e progressão da cárie dentária e é geralmente reconhecido como o principal agente causador da cárie dentária humana.[52] É frequentemente isolado
de lesões de cárie e é capaz de promover a formação de cáries em animais alimentados com uma dieta rica em açúcar.[53] A sua prevalência em casos de cárie em humanos situa-se entre 70 e 100%. Em dois
Estudos microbiológicos em grande escala mostraram que *o S. mutans* está associado a cáries de coroa em

[54]Crianças e adolescentes, e para cáries radiculares em pacientes mais velhos.[55]

Quando se estabeleceu um perfil filogenético do 16SrDNA da flora associada à cárie dentária, *o S. mutans* foi encontrado em grande número em indivíduos com cárie ativa.[54,56] A supressão de *níveis* elevados *de S. mutans* na mãe poderia atrasar ou impedir a colonização do organismo na criança.[56] De facto, a colonização retardada de *S. mutans* pode levar a uma redução da cárie dentária. [5755]*Os lactobacilos* também são considerados uma espécie importante no desenvolvimento da cárie dentária ( ), mas o seu papel no desenvolvimento da cárie não está bem estabelecido. [58]São altamente acidogénicos e acidogênicos ( ), mas não colonizam o esmalte com muita avidez.[59] Em vez disso, são frequentemente cultivadas a partir de lesões de cárie estabelecidas.[60] Van Houte et al. sugeriram que os estreptococos não-mutans, incluindo *S. sanguinis, S. oralis, S. gordonii* e *S. mitis,* também podem contribuir para a cárie dentária. [6162]Entre os estreptococos não-mutans, alguns são acidogénicos e acidúricos, mas há menos provas da sua virulência em animais experimentais do que com os *estreptococos mutans ou os lactobacilos.* Em alguns casos, os dados sugerem uma relação inversa entre a prevalência de estreptococos não mutans e de estreptococos mutans, e esta relação está também associada ao desenvolvimento de cáries.[63] Há também evidências de uma relação entre as espécies de Actinomyces e a ocorrência de cáries na superfície da raiz.[64] Foi demonstrado que *os Actinomyces* podem causar cáries da superfície radicular em animais.[65] Podem também metabolizar hidratos de carbono, mas não são particularmente formadores de ácido nem tolerantes ao ácido em comparação com

Estreptococos mutans e *lactobacilos.* Recentemente, Mantzourani et al. associaram a prevalência da família Bifidobacteriaceae a lesões cavitadas de raízes cariadas.[66]

A presença de espécies de Candida na cavidade oral está geralmente associada de forma positiva a uma má higiene oral e a um elevado consumo de hidratos de carbono.[67] Recentemente, as espécies de Candida também têm sido associadas à cárie dentária. [6869]Estudos sobre espécies de Candida orais indicam o seu potencial cariogénico, uma vez que exibem propriedades heterofermentativas acidogénicas, especialmente na presença de hidratos de carbono, e coagregação com outras bactérias em biofilmes.[70] Alguns estudos mostraram que os indivíduos de um grupo com cáries activas tinham uma elevada frequência de portadores orais de Candida em comparação com indivíduos sem cáries, e relataram uma correlação positiva entre Candida e o aumento de cáries no espaço de um ano.[71] Assim, embora *os estreptococos mutans* sejam os principais responsáveis pelo desenvolvimento da cárie dentária, outros microrganismos não mutans podem também contribuir para esta doença.

Avaliação do risco de cárie através da análise do conteúdo de bactérias cariogénicas na saliva

Atualmente, foram identificadas mais de 700 espécies de microrganismos na

cavidade oral, o que faz da flora oral uma das comunidades microbianas mais complexas do corpo humano. A saliva pode
servem como fluido circulatório oral para a transmissão bacteriana e como reservatório para a colonização bacteriana. As bactérias, incluindo as espécies anaeróbias, podem sobreviver na saliva

e utilizam os componentes da saliva para o seu crescimento. Cerca de 108 a 109 CFU/ml de microrganismos orais vivem na saliva.[72] Estas espécies microbianas na saliva reflectem a composição da comunidade microbiana na boca e podem servir como biomarcadores do estado de saúde e doença da cavidade oral. A saliva permite que a placa dentária se desenvolva e também remove camadas de placa. Por conseguinte, as bactérias também podem ser libertadas da placa. Os níveis de certos tipos de bactérias na saliva podem refletir a sua presença na placa bacteriana.[73] Estudos anteriores mostraram uma correlação significativa entre a concentração salivar de *estreptococos mutans* e a sua presença na placa bacteriana.[74] O conteúdo de espécies cariogénicas na saliva tem sido investigado como uma ferramenta potencial para a avaliação do risco de cárie.[46,48,75]

<u>O conteúdo de estreptococos mutans e lactobacilos na saliva</u>

Numerosos estudos demonstraram que níveis elevados de *estreptococos mutans* e *lactobacilos* na saliva estão associados ao desenvolvimento e progressão de cáries e à presença de cáries radiculares.[76] Thenisch et al. resumiram 981 relatórios sobre a associação entre *os estreptococos mutans* e as cáries em crianças em idade pré-escolar e concluíram que a presença de *estreptococos mutans* na saliva de crianças jovens, sem cáries, parece estar associada a um aumento significativo do risco de cáries mais tarde na vida.[77] No que diz respeito à relação entre a cárie precoce da infância (CEC) e *os estreptococos mutans*, Parisotto et al. também efectuaram uma revisão sistemática e concluíram que os níveis de estreptococos mutans na saliva são um forte indicador de risco

para CCE.[78] Os indivíduos com restaurações múltiplas tinham níveis significativamente mais elevados de *estreptococos mutans* na saliva e o potencial para uma atividade de cárie persistente, em comparação com os indivíduos sem restaurações que não tinham cáries. Estão disponíveis dados menos convincentes relativamente a uma possível relação entre o nível de lactobacilos na saliva e a ocorrência de cáries.[79] *Os lactobacilos* provavelmente não desempenham um papel significativo no desenvolvimento de cáries. O nível de lactobacilos na saliva parece refletir o consumo de açúcar do hospedeiro. Por conseguinte, o nível de lactobacilos na saliva pode estar indiretamente relacionado com a progressão da cárie.[80]

Relativamente ao limiar para a previsão de *estreptococos mutans* e *lactobacilos* na saliva, não foram estabelecidos valores absolutos para níveis altos ou baixos. [5]Por exemplo, Krasse e Fure sugeriram que 10 *estreptococos mutans* por mililitro de saliva poderia ser considerado um valor alto para uma pessoa com apenas alguns dentes e sem restaurações. [6]No entanto, para uma pessoa com muitas restaurações, 10 pode não ser um valor extremamente elevado. [8146]Quanto aos *lactobacilos*, uma contagem de 10 CFU/ml na saliva seria considerada baixa; contagens elevadas seriam iguais ou superiores a 10 CFU/ml na saliva.[74]

[7482]Tanto Larmas como Messer sugeriram a utilização de testes de estreptococos mutans salivares para pré-selecionar os pacientes para exames dentários, para detetar infecções cariogénicas, para avaliar a eficácia dos enxaguamentos quimioterapêuticos e para medir objetivamente os resultados do tratamento. Para os testes de lactobacilos salivares, foi proposta a sua utilização para planear os intervalos de chamada, para

a avaliação do consumo de sacarose e, por vezes, também para pacientes medicamente comprometidos e pacientes com lesões cariosas abertas ou bandas ortodônticas.[74,82]

O conteúdo de outras bactérias associadas à cárie na saliva

O poder preditivo das concentrações salivares de estreptococos não-mutans ou *Actinomyces* para o desenvolvimento e progressão da cárie não foi investigado exaustivamente, e essa relação não é clara.

[83]O papel das leveduras salivares na avaliação do risco de cárie não foi extensivamente estudado, mas estes organismos podem contribuir para a produção global de ácido microbiano, e foi observada uma associação entre o aumento da cárie e a Candida salivar em crianças, sugerindo que a concentração de levedura salivar pode ser um potencial preditor de cárie em crianças. [84]Pienihäkkinen sugeriu que o nível de Candida na saliva tem melhor poder preditivo de cáries do que o nível de lactobacilos na saliva. Um teste de leveduras salivares poderia ser utilizado para confirmar o estado de hipossalivação de um paciente e para avaliar a eficácia da terapia antifúngica.[74]

Avaliação do risco de cárie através da análise dos factores específicos do hospedeiro na saliva

1) **Caudal salivar**
2) **pH da saliva e capacidade tampão**
3) **Proteínas salivares**

Caudal salivar

A meia-vida para o esvaziamento da saliva é muito mais curta do que o tempo necessário para a divisão celular das bactérias orais. Por conseguinte, estas bactérias não podem sobreviver na boca, a menos que tenham a capacidade de se ligar aos dentes ou à mucosa oral. Na boca, existe um equilíbrio entre o número de bactérias livres na saliva e o número de bactérias ligadas aos dentes ou às células epiteliais orais. Um baixo fluxo salivar é um fator de risco para a ocorrência de cáries.[85] Uma das alterações mais comuns do fluxo salivar é a redução da secreção, que pode ser influenciada por medicamentos, alterações patológicas nas glândulas salivares, idade, etc. É considerado um potencial fator de risco para a cárie. [74]É considerado um potencial fator de risco se o fluxo salivar não estimulado for inferior a 0,30 ml/min e o fluxo salivar estimulado for inferior a 0,7 ml/min.[86]

pH da saliva e capacidade tampão

São observadas quantidades maiores e taxas mais rápidas de produção de ácido em indivíduos com cárie ativa do que em indivíduos sem cárie. A avaliação quantitativa da resistência às alterações de pH é referida como capacidade tampão. Existem provas suficientes de que a capacidade tampão da saliva protege o dente da cárie.[87] A baixa capacidade tampão está geralmente associada ao desenvolvimento de cáries, uma vez que prejudica a neutralização dos ácidos da placa bacteriana e reduz a remineralização das lesões iniciais do esmalte. Também foi estabelecida uma ligação entre baixos níveis de cárie e

Foi também demonstrada uma elevada capacidade tampão da saliva.[88] As pessoas com uma

com elevada capacidade tampão da saliva são frequentemente resistentes às cáries.[74]

Proteínas salivares

Mandel et al. não encontraram diferenças nos níveis de proteínas salivares na glândula parótida entre adultos sem cárie e adultos com cárie ativa.[89] No entanto, Balekjian et al. observaram que um grupo com cárie tinha uma redução significativa nos níveis salivares de proteínas básicas e um aumento significativo de amilase em comparação com um grupo sem cárie.[90] Existem também estudos que sugerem que algumas proteínas presentes na saliva de indivíduos com e sem cárie podem ter diferentes níveis de atividade biológica.[91,92] As proteínas salivares de indivíduos com cáries activas têm sido consistentemente consideradas mais favoráveis ao crescimento de *S. mutans* ou *S. sanguis* do que secreções comparáveis de indivíduos sem cáries e têm uma potência muito maior para promover a adesão mediada pela saliva e uma menor capacidade de induzir a agregação mediada pela saliva. As mucinas salivares desempenham um papel importante na saúde da cavidade oral. Verificou-se que os níveis reduzidos de MUC-7 estão significativamente associados a títulos aumentados *de S.* mutans, o que levanta a possibilidade de os níveis dramaticamente reduzidos de MUC-7 poderem servir como um importante fator de previsão na avaliação do risco de cárie em adultos mais velhos.[93]

As respostas dos anticorpos IgA salivares aos *estreptococos mutans* podem ser observadas na primeira infância. O nível de IgA secretora específica (SIgA) mostrou uma correlação com

risco de cárie, e na literatura há um número quase igual de proponentes e oponentes de um papel anticárie para a IgA específica. No que diz respeito aos factores salivares inatos não imunoglobulínicos, nenhuma das substâncias salivares antimicrobianas (lisozima, lactoferrina, atividade total da peroxidase,
hipotiocianato e tiocianato) está suficientemente associado ao desenvolvimento e progressão da cárie.[87]

Novas ferramentas para a avaliação do risco de cáries na saliva: número de bactérias salivares na saliva

1. **Métodos baseados na cultura**
2. **Métodos Dip-slide**
3. **Métodos moleculares**

Métodos baseados na cultura

Com base em preditores microbiológicos do risco de cárie na saliva, a maioria dos testes microbianos salivares até à data tem-se centrado nos estreptococos mutans e nos lactobacilos. Os métodos baseados em cultura são um método comum para caraterizar a proporção de *estreptococos mutans* e *lactobacilos* na saliva em meios selectivos. Gold et al. descreveram um meio seletivo baseado no ágar Mitis Salivarius Bacitracin (MSB) para *estreptococos mutans*, que se verificou serem resistentes à bacitracina.[94]

Contudo, a principal limitação do MSB é o seu prazo de validade relativamente curto, de uma semana no máximo. Este facto é particularmente desfavorável quando as placas são utilizadas num contexto clínico. Em 1940, Snyder descreveu um teste colorimétrico simples para a determinação indireta do

Número de lactobacilos na saliva.[95] A saliva foi colocada em tubos contendo um meio de ágar liquefeito seletivo (pH 5,0). Uma alteração da cor do indicador verde de bromocresol

[3] de verde para amarelo após 48 horas de incubação é uma indicação de mais de 10 lactobacilos por ml de saliva.

Métodos Dip-slide

Em comparação com os métodos convencionais em placa de ágar, os testes de imersão em lâmina provaram ser métodos fiáveis para determinar o nível de *estreptococos mutans* e de *lactobacilos* na saliva. Atualmente, todos os métodos comerciais de dip-slide para a determinação do nível de estreptococos mutans na saliva baseiam-se no facto de a bacitracina inibir o crescimento de todos os estreptococos orais, com exceção dos estreptococos mutans, em meio MSB. Os kits atualmente disponíveis no mercado para a deteção de lactobacilos na saliva baseiam-se principalmente no meio Rogosa.[74]

Métodos moleculares

A avaliação do risco de cárie beneficiaria, sem dúvida, das tecnologias emergentes. Estão também a ser utilizados métodos mais sensíveis baseados no ADN, como a hibridação ADN-ADN em tabuleiro de controlo, a impressão digital genómica, a clonagem e a sequenciação do gene 16S rRNA ou TRFLP, para identificar e classificar o microbiota da cárie dentária.[96] A análise bacteriana baseada na reação em cadeia da polimerase (PCR)
pode detetar um grande número de microorganismos na saliva e fornece
Medições precisas das espécies cariogénicas conhecidas na saliva.[97]

CAPÍTULO 5 **BIOMARCADORES DO CANCRO ORAL**

Existem inúmeros desafios na transposição da investigação sobre biomarcadores para o contexto clínico; alguns biomarcadores baseados em genes e proteínas já foram utilizados em algum momento no tratamento de doentes, incluindo a AFP (cancro do fígado), BCR-ABL (leucemia mieloide crónica), BRCA1/BRCA2 (cancro da mama/ovário), BRAF V600E (melanoma/cancro colorrectal), CA-125 (cancro do ovário), CA19.9 (cancro do pâncreas), CEA (cancro colorrectal), EGFR (cancro do pulmão de células não pequenas), HER-2 (cancro da mama), KIT (tumor do estroma gastrointestinal), PSA (antigénio específico da próstata) (cancro da próstata), S100 (melanoma) e muitos outros.

Cancro oral: uma das doenças malignas mais comuns na Índia

O cancro da cavidade oral tornou-se um problema de saúde pública alarmante, uma vez que as taxas de incidência e de mortalidade estão a aumentar em todo o mundo. Por conseguinte, a introdução de novos métodos de rastreio e de deteção precoce que possam reduzir a morbilidade e a mortalidade associadas a esta doença é da maior importância. É provável que os biomarcadores sensíveis e específicos para o cancro da cavidade oral sejam os mais eficazes para o rastreio,

Diagnóstico, estadiamento e cuidados posteriores para esta doença maligna temida. Ao contrário de outros tipos de cancro, que se localizam nos tecidos mais profundos do corpo e não são visíveis do exterior, o cancro oral localiza-se na cavidade oral. O contacto direto entre a saliva e as lesões do cancro oral faz com que a medição dos marcadores tumorais na saliva seja uma alternativa interessante aos testes no soro e nos tecidos.

O cancro da cavidade oral é o 15.º tipo de cancro mais comum, com uma taxa de incidência padronizada para a idade de 3,9 por 100.000 habitantes em todo o mundo.[98] Este temido cancro maligno é o maior problema de saúde devido à tendência crescente na população mais jovem. O subcontinente indiano é responsável por um terço do fardo global desta doença maligna.[99] Na Índia, a taxa de incidência normalizada por idade do cancro da cavidade oral é de 12,6 por 100 000 habitantes, tendo-se verificado um aumento acentuado da taxa de incidência deste cancro nos últimos anos.[100] É o cancro mais comum e é responsável por um número crescente de mortes relacionadas com o cancro entre os homens na Índia.[99] A elevada incidência de cancro da cavidade oral na Índia também tem sido associada aos hábitos de mascar tabaco e de fumar.[101] A exposição repetida das células da mucosa oral a agentes carcinogénicos (por exemplo, mastigar tabaco) aumenta o risco de desenvolvimento de múltiplas lesões pré-malignas e malignas independentes devido à acumulação de alterações genéticas de oncogenes e de genes supressores de tumores, apoiando a teoria da "carcinogénese de campo". No modelo de carcinogénese de campo, os carcinomas orais múltiplos desenvolvem-se a partir de clones celulares separados e independentes.[102]

Cancro oral: patogénese e desafios

O cancro da cavidade oral desenvolve-se através de uma série de fases histopatológicas, desde a hiperplasia benigna à displasia, passando pelo carcinoma in situ, seguido do carcinoma de células escamosas invasivo. A malignidade é geralmente precedida por lesões pré-malignas, como a leucoplasia, a eritroplasia e a fibrose da submucosa oral, com uma taxa de transformação de

que se situa entre 0 e 20 % em 1-30 anos, consoante o tipo de lesão. Na Índia, a leucoplasia oral é considerada potencialmente maligna.[103] A nível mundial, a taxa de mortalidade de 5 anos do cancro da cavidade oral é de cerca de 50% e não se alterou significativamente nos últimos anos, apesar dos avanços na cirurgia, radioterapia e quimioterapia. Este facto deve-se principalmente ao diagnóstico tardio, à fraca resposta do tumor à quimioterapia e à radioterapia e à insuficiência de biomarcadores para o diagnóstico precoce e a vigilância pós-terapêutica.[104,105] A principal razão para o aparecimento tardio da doença é a falta de conhecimento das lesões, quer pelos doentes quer pelos médicos. Isto também se deve à falta de conhecimento do potencial maligno das pequenas lesões do cancro oral. Os programas educativos destinados a motivar os doentes a procurar uma deteção precoce também não tiveram grande êxito devido a uma compreensão incompleta da doença.[106] Além disso, a deteção do cancro oral no estádio I tem um prognóstico de sobrevivência de 80%, enquanto a mesma lesão no estádio III tem uma taxa de sobrevivência de 20%. Esta diferença pode ter um impacto não só na qualidade de vida dos doentes, mas também no custo do tratamento médico dos doentes com cancro da cavidade oral em estádio I e em estádio III. Além disso, a deteção precoce do cancro conduziria também a menos efeitos secundários dos tratamentos contra o cancro, como a quimioterapia e a radioterapia, e a um melhor prognóstico. Além disso, o cancro da cavidade oral tem uma taxa de recorrência muito elevada. Os doentes que sobrevivem a um primeiro diagnóstico têm um risco até 20 vezes superior de desenvolver cancro uma segunda vez.[107,108] Por conseguinte, a deteção precoce de uma recorrência ou de um segundo tumor primário continua a ser um grande desafio. A introdução de um sistema de deteção precoce teria, por conseguinte, um impacto positivo no prognóstico da doença.

Os exames microscópicos do cancro progressivo são frequentemente efectuados demasiado tarde para se poder intervir. Os exames imagiológicos para o rastreio do cancro são também pouco práticos, pois são morosos e dispendiosos. Devido à sua insensibilidade a pequenas lesões, estes procedimentos são geralmente utilizados para confirmação. Atualmente, os As modalidades terapêuticas para os doentes com cancro da cavidade oral baseiam-se nos índices tradicionais de previsão do estádio e na classificação histológica. No entanto, estes indicadores são subjectivos e relativamente pouco fiáveis devido à natureza do tumor e à sua resposta à terapia.[109] Por conseguinte, os cientistas têm procurado abordagens alternativas que possam ajudar no diagnóstico precoce e, em última análise, melhorar a mortalidade por cancro oral. Além disso, é essencial uma melhor compreensão da natureza biológica desta doença agressiva. Os esforços para compreender melhor a biologia básica da doença estão a aumentar constantemente. Estes esforços têm-se centrado na identificação de indicadores biológicos para a deteção precoce da natureza molecular e da agressividade desta doença. Os recentes avanços na investigação do cancro oral conduziram ao desenvolvimento de ferramentas de diagnóstico potencialmente úteis a nível clínico e molecular para a deteção precoce e um melhor tratamento do cancro oral. No entanto, o cancro oral continua a ser um grande desafio e, apesar da disponibilidade generalizada de todos os avanços, não se registaram progressos tangíveis na deteção precoce desta doença. Uma forma de alargar o leque de opções de diagnóstico para os tumores orais primários e as recidivas consiste em monitorizar a concentração de marcadores tumorais circulantes que tenham sensibilidade e especificidade adequadas.

Os biomarcadores de diagnóstico e prognóstico são caraterísticas quantificáveis que ajudam os oncologistas clínicos na interação inicial com doentes suspeitos. Em particular, ajudam a (i) identificar doentes em risco, (ii) diagnosticar numa fase inicial, (iii) selecionar a melhor modalidade de tratamento e (iv) monitorizar a resposta ao tratamento. Os biomarcadores tradicionais incluem os que podem ser medidos por métodos radiológicos, por exemplo, mamografias, etc., e os níveis circulantes de antigénios específicos do tumor (relacionados), por exemplo, o antigénio específico da próstata (PSA). Com a disponibilidade da sequência completa do genoma humano e os avanços em tecnologias-chave como a sequenciação de ADN de alto rendimento, os microarrays e a análise de massa, os biomarcadores estão a tornar-se cada vez mais importantes.
a gama de biomarcadores de cancro potencialmente informativos expandiu-se dramaticamente e inclui agora a sequência e os níveis de expressão do ADN, ARN e proteínas, bem como metabolitos.[110]

Marcadores citogenéticos e citocinéticos

As aberrações estruturais e numéricas nos cromossomas são marcadores clássicos do cancro, uma vez que a relação entre as aberrações cromossómicas e a transformação neoplásica está bem documentada. Nos tumores malignos, foram encontrados desvios do número diploide de cromossomas, que conduzem tanto à hiper e hipodiploidia como à aneuploidia.[111] O aumento da proliferação celular é uma das caraterísticas mais importantes do cancro, que pode ser facilmente detectada por uma série de análises histológicas, bioquímicas e citométricas de fluxo. A avaliação histológica, que se baseia na avaliação do número de células mitóticas numa determinada amostra, é subjectiva, mas continua a ser utilizada como um teste clínico de rotina e mesmo para a classificação de determinados tumores, como o cancro da mama.

A análise citométrica de fluxo automatizada, objetiva e rápida do conteúdo de ADN, que pode medir um grande número de células (e amostras), é amplamente utilizada para avaliar o estado de proliferação. Na maioria dos casos, complementa a análise histológica e permite também a análise da heterogeneidade clonal e espacial, duas caraterísticas importantes dos tumores altamente malignos.[110]

Biomarcadores genéticos

O cancro é uma doença genética causada por alterações nos genes, como os oncogenes e os supressores de tumores, que regulam a proliferação celular, a sobrevivência e outras funções homeostáticas. O ganho/perda de funções dos genes é o principal responsável pela transformação oncogénica. Vários proto-oncogenes são já transformados em oncogenes através de uma mutação pontual num cromossoma, que altera a quantidade do seu produto, ou seja

Proteína. Sabe-se também que várias mutações não aleatórias e translocações/rearranjos na região reguladora do gene estão associadas a certos tipos de malignidade. Por exemplo, o "cromossoma Filadélfia" está associado à leucemia mieloide crónica devido a uma translocação entre os cromossomas 9 e 22. Outros exemplos são o linfoma de Burkitt e os linfomas foliculares de células B. Estas translocações servem como marcadores tumorais altamente específicos para um diagnóstico clínico claro.

Biomarcadores epigenéticos

Nas células cancerígenas, os genes e os seus produtos funcionais são alterados quer por mutações quer por alterações epigenéticas dos cromossomas que alteram os padrões de expressão dos genes. As alterações epigenéticas podem ocorrer diretamente através da metilação do ADN dos genes ou indiretamente através da metilação, acetilação ou fosforilação das histonas e de outras proteínas em torno das quais o ADN é enrolado para formar a cromatina.[112]

Os marcadores de hipermetilação podem ser utilizados para a deteção de cancros primários, bem como de cancros metastáticos ou recorrentes. Por exemplo, a metilação aberrante dos promotores p16Ink4 e MGMT no ADN da expetoração de doentes com carcinoma de células escamosas pode ser detectada por métodos bioquímicos quase três anos antes do diagnóstico clínico.[113]

As células como biomarcadores

Em fases avançadas do tumor, as células começam a aparecer na corrente sanguínea, onde podem ser facilmente monitorizadas. Na prática clínica avançada, os tumores e as células imunitárias têm sido utilizados como bons biomarcadores de prognóstico em certas doenças malignas, enquanto a sua utilidade noutros cancros ainda está a ser investigada.

Células tumorais circulantes (CTCs):

Trata-se de um biomarcador simples mas eficaz no domínio da oncologia. Foi demonstrado que a presença de CTCs pode prever a sobrevivência de doentes com cancro da mama metastático em diferentes momentos durante o curso da terapia.[114] As CTCs fornecem uma indicação precoce e fiável da progressão da doença e da sobrevivência em doentes que recebem terapia sistémica para o cancro da mama metastático. CTCs elevadas em qualquer altura durante a terapia são um indicador da progressão da doença, enquanto a eliminação de CTCs indica a eficácia da terapia.[115] Os métodos utilizados para detetar CTCs podem ser divididos em dois grupos: métodos baseados na nutrição e abordagens citométricas.

Biomarcadores virais:

Entre os cancros provocados por vírus, o vírus Epstein-Barr (EBV) foi o primeiro vírus humano a ser diretamente associado à carcinogénese. Infecta mais de 90% da população mundial, dos quais uma pequena percentagem desenvolve tumores.[118] É interessante notar que, embora os herpesvírus sejam omnipresentes na natureza, os seres humanos são o único hospedeiro natural do EBV e, uma vez infectados, os seres humanos permanecem portadores do vírus durante toda a vida. A grande maioria da população mundial possui anticorpos contra o EBV e a infeção ocorre geralmente na primeira infância. O EBV está associado ao desenvolvimento de linfoma de Burkitt, doença de Hodgkin, linfoma não-Hodgkin, carcinoma e linfoma nasofaríngeo e leiomiossarcoma em indivíduos imunocomprometidos.[116]

Biomarcadores terapêuticos:

As quimioterapias e radioterapias citotóxicas continuam a ser os tratamentos mais eficazes para o cancro; no entanto, podem causar efeitos secundários graves, uma vez que muitas vezes não diferenciam suficientemente as células tumorais das células normais. Os avanços na compreensão da base molecular do cancro, possibilitados pela identificação e análise funcional de alterações genéticas específicas dos tumores, abriram novas e excitantes possibilidades.

Oportunidades para o desenvolvimento de terapias que visem especificamente as vias moleculares que promovem o crescimento das células tumorais e contornam as vias de morte como a apoptose.

O papel dos biomarcadores salivares no cancro:

Até à data, a maioria dos biomarcadores foi identificada em vários fluidos corporais. O sangue e a saliva são os fluidos corporais mais analisados que podem conter biomarcadores fiáveis para a deteção do cancro. A saliva tem a vantagem de conter um baixo nível de material normal e substâncias inibidoras e menos complexos do que o sangue.[117] É um fluido corporal informativo que contém uma gama de analitos (proteínas, ARNm e ADN) que podem ser utilizados como biomarcadores para aplicações translacionais e clínicas.[118] A saliva tem muitas vantagens sobre o soro e o tecido como ferramenta clínica, incluindo a facilidade de recolha, armazenamento e transporte, a relação custo-eficácia, a disponibilidade imediata de grandes volumes de amostras para análise e a recolha repetida de amostras para monitorização ao longo do tempo. As técnicas não invasivas de recolha de saliva reduzem drasticamente a ansiedade e o desconforto do doente. A saliva é também mais fácil de manusear para procedimentos de diagnóstico, uma vez que não é necessário equipamento especializado para recolher amostras de saliva e a saliva não coagula, pelo que é necessária menos manipulação para a análise bioquímica.[119] O significado clínico dos biomarcadores salivares em vários tumores malignos está a ser investigado por vários investigadores. [120,121] Streckfus et al investigaram a presença de assinaturas do proteoma e do genoma salivares no cancro da mama. [122]Schapher et al também salientaram que a leptina salivar é expressa a níveis muito mais elevados nos tumores das glândulas salivares do que no tecido parotídeo saudável.

Assim, a análise da saliva, uma alternativa não invasiva à análise do soro, pode ser um método eficaz para o diagnóstico e o prognóstico do cancro, bem como para monitorizar a resposta terapêutica dos doentes após o tratamento. Por conseguinte, o

O desenvolvimento de ferramentas de diagnóstico da saliva é da maior importância, especialmente para a identificação de grupos de alto risco, doentes com lesões pré-malignas e doentes com antecedentes de cancro.[123]

Biomarcadores genómicos e proteómicos salivares no cancro oral

Entre todas as neoplasias malignas, o cancro oral é aquele em que a análise da saliva pode ser mais útil para a deteção, uma vez que está em contacto direto com as lesões do cancro oral. O ponto mais importante para a seleção da saliva como ferramenta de diagnóstico é o facto de conter também as células descamadas da cavidade oral, o que faz da saliva a primeira escolha para o rastreio e a identificação de potenciais biomarcadores do cancro oral.[104] Vários relatórios sobre biomarcadores salivares no cancro da cavidade oral demonstraram uma utilidade clínica significativa para o cancro da cavidade oral. Os estudos investigaram alvos genómicos e proteómicos, como aberrações no ADN, ARNm, enzimas, citocinas, factores de crescimento, metaloproteinases, telomerase, citoqueratinas, etc., no cancro oral.[124] O primeiro relatório sobre a saliva como ferramenta de diagnóstico para a deteção do cancro oral foi publicado em 2000 por Liao et al.[125] Os autores descobriram que o exão 4, códão 63 do gene p53 estava mutado no ADN salivar de cinco de oito (62,5 %) doentes com cancro oral. Além disso, foram detectados autoanticorpos contra a p53, a proteína anormalmente expressa em doentes com cancro da cavidade oral, tanto na saliva como no soro.[126,127] O TP53 foi o único gene com uma frequência semelhante de perda de heterozigotia (LOH) e de mutações. Foi demonstrado que a LOH é mais comum no cancro oral do que as mutações genéticas. [128]El-Naggar et al. verificaram que 49% das amostras de saliva de doentes com cancro oral apresentavam LOH em pelo menos um dos 25 marcadores analisados.

É bem sabido que o stress oxidativo desempenha um papel importante no desenvolvimento do cancro oral. [129]Bahar et al. documentaram que as espécies de nitrogénio reativo na saliva eram significativamente mais elevadas, enquanto todos os antioxidantes na saliva eram significativamente mais baixos na

doentes com cancro oral em comparação com indivíduos de controlo. Este aumento das espécies reactivas de azoto poderia levar ao consumo e à redução dos antioxidantes na saliva, resultando em danos oxidativos no ADN e nas proteínas e favorecendo possivelmente a progressão do cancro oral.

[109]Recentemente, Shiptzer et al. relataram um aumento dos níveis salivares de proteínas reguladoras do ciclo celular, como a ciclina D1 e ki67, a enzima

glicolítica desidrogenase actato (LDH), a metaloproteinase da matriz (MMP)-9, bem como uma redução da enzima de reparação do ADN 8-oxoquanina ADN glicosilase (OGG1) e da maspin, uma proteína supressora de tumores, em doentes com cancro oral.

[130]Sato et al. verificaram que os níveis de interleucina (IL)-6 na saliva de doentes com cancro oral eram significativamente mais elevados do que nos indivíduos de controlo. [131]Brailo et al. também investigaram alterações na IL-6 e no fator de necrose tumoral alfa (TNF- α) na saliva de doentes com leucoplasia oral. Verificaram que os níveis de IL-6 e TNF- α eram significativamente mais elevados na saliva de doentes com leucoplasia oral em comparação com indivíduos saudáveis. A IL-6 inativa o gene supressor de tumores p53 ao apoiar a hipermetilação da sua região promotora, levando à supressão da apoptose e à proliferação celular descontrolada. O TNFα ativa o fator de transcrição NF-β, que estimula a proliferação celular e bloqueia a apoptose, para além de aumentar a secreção de citocinas pró-inflamatórias. [124]Rhodus et al. relataram níveis salivares significativamente mais elevados de IL-1, IL-6, IL-8 e TNF- α em pacientes com cancro oral em comparação com pacientes com lesões orais displásicas e controlos. Considerando que as mesmas citocinas estavam significativamente elevadas tanto no cancro oral como nas lesões orais pré-malignas, podem ter valor diagnóstico como marcadores de transformação maligna de lesões orais pré-malignas. Além disso, a IL- 6 também se correlacionou com a recorrência do cancro oral.[132]

[133]Zhong et al. encontraram 75% de expressão positiva da telomerase na saliva de doentes com cancro oral, sugerindo que é útil como marcador de apoio para o diagnóstico do cancro oral, e também sugeriram que a análise da transcriptase reversa da telomerase humana (hTERT) poderia ser um potencial biomarcador para o diagnóstico do cancro oral. A telomerase é uma ribonucleoproteína que ajuda a alongar a sequência repetida no final dos cromossomas. A reativação da telomerase poderia ser um pré-requisito para o desenvolvimento de células malignas a partir de células somáticas, escapando às restrições de proliferação da senescência celular. A investigação recente centrou-se na deteção do papilomavírus humano (HPV) na saliva, que é considerado um dos factores etiológicos do cancro oral. Estima-se que a incidência de positividade do HPV em pacientes tratados para o cancro oral seja superior a 45%.[105]

Um biomarcador de cancro refere-se a uma substância ou processo que indica a presença de cancro no organismo. Um biomarcador pode ser uma molécula segregada por um tumor ou uma resposta específica do organismo à presença de cancro. Todos os anos, mais de 11 milhões de pessoas são diagnosticadas com cancro. [134]Estima-se que, em 2020, haverá 16 milhões de novos casos por ano. [135]O cancro é um grupo de doenças associadas a alterações no estado e na expressão de vários genes que conferem às células somáticas ou germinativas uma vantagem de sobrevivência e um potencial de proliferação inalterado. Alterações principalmente em três grandes classes de genes, nomeadamente (proto)oncogenes, genes supressores de tumores e genes de reparação do ADN, contribuem coletivamente para o desenvolvimento de um genótipo e fenótipo de cancro que resiste aos mecanismos naturais e inerentes de morte das células (apoptose e processos similares), associados a uma desregulação da proliferação celular.

Atualmente, o campo da investigação sobre a saliva está a desenvolver-se rapidamente à medida que são utilizadas novas abordagens como a metabolómica, a genómica, a proteómica e a bioinformática. A importância da saliva como instrumento de diagnóstico de várias doenças tem

provou que a saliva contém muito mais informação clínica para além do seu valor funcional. Devido à sua proximidade com a cavidade oral e ao procedimento de recolha não invasivo, o rastreio da saliva pode ser a melhor escolha como teste de rastreio primário do cancro oral. A análise sistemática de biomarcadores da genómica e proteómica salivares facilita a identificação de parâmetros sensíveis e específicos para o cancro oral, o que pode permitir um rastreio eficaz para identificar pacientes de alto risco e o desenvolvimento de melhores modalidades de tratamento, melhorando assim a taxa de sobrevivência dos pacientes com cancro oral.

Os desafios futuros no domínio dos biomarcadores que utilizam a tecnologia de diagnóstico genómico e proteómico incluem o desenvolvimento de algoritmos matemáticos complexos para a análise simultânea de muitos parâmetros (talvez até mil) para apoiar o diagnóstico em vez de um único parâmetro. Além disso, devem também ser desenvolvidos métodos e procedimentos de controlo de qualidade para que estes marcadores possam ser utilizados de forma fiável e reprodutível. Uma compreensão abrangente da relevância de cada biomarcador será muito importante para diagnosticar eficazmente a doença e fornecer uma orientação adequada nas numerosas alternativas terapêuticas atualmente disponíveis, que provavelmente beneficiarão os doentes infelizes.

CAPÍTULO 6 **BIOMARCADORES DA DOENÇA PERIODONTAL**

A doença periodontal e a cárie dentária são as doenças infecciosas crónicas mais importantes da cavidade oral e as principais causas de perda de dentes nos seres humanos. A periodontite é uma inflamação dos tecidos de suporte dos dentes que geralmente leva à perda de osso e do ligamento periodontal e é uma das principais causas de perda de dentes e edentulismo em adultos.[136] Antes de compreender os biomarcadores da doença periodontal, seria útil compreender a fisiopatologia e o papel dos mediadores inflamatórios na doença periodontal.

Fisiopatologia da doença periodontal

A gengivite e a periodontite são as duas formas mais importantes de doenças inflamatórias do periodonto. A sua etiologia primária é a placa bacteriana, que pode causar a destruição do tecido gengival e do aparelho de fixação periodontal. A gengivite é uma inflamação da gengiva que não leva à perda de inserção clínica. A gengivite pode ou não levar a uma forma avançada da doença, a periodontite, que está associada à perda de osso alveolar e é diagnosticada por um aumento da profundidade de sondagem, perda de inserção clínica e evidência radiográfica de perda óssea.[137]

Caraterísticas clínicas

As principais caraterísticas clínicas da periodontite incluem a perda de inserção clínica (CAL), a perda de osso alveolar (BL), a formação de bolsas periodontais e a inflamação gengival. Para além disso, pode haver aumento ou recessão da gengiva, sangramento da gengiva quando é aplicada pressão e aumento da mobilidade, migração e/ou descamação dos dentes. Com algumas excepções, a maioria das formas de periodontite são inflamações crónicas que podem progredir continuamente ou em episódios.[138]

[139]A periodontite crónica é a forma mais comum de doença periodontal destrutiva e caracteriza-se por uma progressão lenta da doença com episódios de atividade da doença intercalados com períodos de repouso de duração variável. A periodontite agressiva inclui formas de periodontite agressivas e de progressão rápida que começam frequentemente na adolescência e no início da idade adulta e são, por isso, classificadas como periodontite de início precoce.[140]

Existem dois outros grupos de doenças periodontais destrutivas, incluindo a periodontite como manifestação de doenças sistémicas e a periodontite necrosante

Doenças.[141] Embora as doenças periodontais partilhem certas caraterísticas com outras doenças infecciosas, diferem significativamente em alguns aspectos. Em alguns aspectos, as doenças periodontais estão entre as infecções humanas mais invulgares. A principal razão para esta singularidade é a caraterística anatómica invulgar de uma estrutura mineralizada, o dente, que penetra no tegumento, de modo que parte dele está exposta ao ambiente externo, enquanto outra parte está dentro do tecido conjuntivo.[142]

No entanto, os diferentes tipos de doença periodontal também apresentam diferenças claras na etiologia e na predisposição para o risco. Consequentemente, os factores do hospedeiro podem desempenhar um papel diferente no desenvolvimento das diferentes doenças periodontais. Para além disso, a ocorrência, as caraterísticas clínicas e os padrões de progressão destas doenças diferem consideravelmente.[143]

A doença periodontal é desencadeada por uma infeção. No entanto, não parece comportar-se como uma infeção clássica, mas mais como uma infeção oportunista. Sendo uma doença mediada por biofilme, a periodontite é inerentemente difícil de tratar. Um dos maiores desafios no tratamento resulta do facto de não haver forma de eliminar as bactérias da cavidade oral, pelo que as bactérias estarão sempre presentes no ambiente periodontal.[144]

Além disso, as bactérias presentes no biofilme são mais resistentes aos agentes antimicrobianos e a vários componentes da resposta do hospedeiro. Se determinadas espécies mais virulentas estiverem presentes num ambiente onde se encontram em maior quantidade, existe a possibilidade de destruição periodontal.

Sem dúvida, há uma miríade de componentes da virulência microbiana, da resposta do hospedeiro e das influências ambientais que estão envolvidos ou associados a algum aspeto da patogénese periodontal. No entanto, nem todos os componentes associados são relevantes para o desenvolvimento da doença. Novos avanços na medicina e na biologia molecular terão em breve impacto na nossa compreensão da patogénese da periodontite.

Doenças. Embora seja certamente prematuro fazer suposições sobre o que a próxima Oficina Mundial irá revelar, certos avanços conceptuais oferecem importantes perspectivas sobre a direção em que estamos a avançar e ajudam a clarificar a nossa perspetiva atual. Parece que, apesar da natureza multifatorial da periodontite, em breve seremos capazes de identificar genes que conferem suscetibilidade. A recente identificação de potenciais factores de risco relacionados com o fenótipo de resposta do hospedeiro encoraja-nos a pensar que a identificação de genes responsáveis pelo fenótipo de alto risco pode ser possível.[145]

Embora as doenças periodontais partilhem certas caraterísticas com outras doenças infecciosas, diferem significativamente delas em alguns aspectos. Em alguns aspectos, as doenças periodontais estão entre as infecções humanas mais invulgares. A principal razão para esta singularidade é a caraterística anatómica invulgar de uma estrutura mineralizada, o dente, que penetra no tegumento, de modo que parte dele fica exposta ao ambiente externo e outra parte fica dentro do tecido conjuntivo. O dente fornece uma superfície para colonização por uma variedade de espécies bacterianas. As bactérias podem fixar-se ao próprio dente, às superfícies epiteliais da gengiva ou da bolsa gengival, ao tecido conjuntivo subjacente, se este estiver exposto, e a outras bactérias localizadas nestas superfícies.[142]

A periodontite é um grupo de doenças inflamatórias que atacam o tecido conjuntivo e o osso de suporte à volta dos dentes. É o resultado de interações entre a microflora periodontal e a resposta do hospedeiro em várias camadas. O desenvolvimento e a progressão da periodontite dependem da presença de microorganismos virulentos que podem causar a doença. Embora as bactérias causem a periodontite, a resposta do hospedeiro à infeção patogénica é fundamental para a progressão da doença.[146]

Durante muitos anos, o diagnóstico da doença periodontal baseou-se em medidas clínicas e radiográficas da gravidade da doença. Embora a avaliação da inflamação dos tecidos, a profundidade do sulco periodontal e a evidência radiográfica de perda óssea alveolar estejam sujeitas a alterações, estes parâmetros continuam a constituir a base da abordagem clínica à avaliação do doente. Contudo, nos últimos anos, a periodontologia começou a investigar métodos completamente diferentes de avaliação da doença. Estas abordagens podem ser referidas como avaliação da doença periodontal baseada na patogénese.[147]

A importância dos marcadores inflamatórios para o diagnóstico da doença periodontal

Nos últimos 50 anos, a opinião predominante entre os dentistas e os médicos tem sido a de que as infecções periodontais se limitam ao periodonto marginal e, como tal, têm pouco impacto sistémico em indivíduos saudáveis. No entanto, descobertas mais recentes indicam que os doentes com periodontite têm um aumento da inflamação sistémica, como evidenciado pelos níveis séricos elevados de vários marcadores inflamatórios em comparação com populações de controlo não afectadas.[141]

Diagnosticar as fases activas da doença periodontal e identificar os pacientes em risco de doença ativa é um desafio tanto para os investigadores clínicos como para os clínicos. A resposta do hospedeiro na doença periodontal inclui aspectos da resposta inflamatória aguda, da resposta imunitária humoral e da resposta imunitária celular. Os mediadores que representam cada um destes sistemas têm sido investigados como testes de diagnóstico da doença periodontal.[148]

Os avanços na investigação sobre o diagnóstico da doença oral e periodontal estão a avançar para métodos que podem identificar e quantificar o risco periodontal utilizando medidas objectivas como os biomarcadores. Estes biomarcadores da resposta do hospedeiro encontram-se no fluido crevicular gengival, na saliva e em amostras de soro e podem ser potencialmente utilizados como marcadores de diagnóstico.[136]

Uma das áreas mais activas da investigação periodontal na última década tem sido a procura de um marcador bioquímico da progressão da doença periodontal. A principal razão para este intenso interesse é a constatação de que o método mais utilizado para avaliar a progressão da doença (ou seja, medições da sonda periodontal) não é suficientemente preciso para detetar pequenas quantidades de danos periodontais. A abordagem geral utilizada na maioria dos estudos consiste em determinar primeiro, em estudos transversais, se um determinado componente é ou não:[147]
1) Presente em caso de periodontite e ausente em caso de saúde/gingivite ou
2) Está intimamente relacionado com a gravidade da periodontite.

Um biomarcador é uma caraterística que pode ser objetivamente medida e avaliada como um indicador de um processo fisiológico ou patológico ou de uma resposta farmacológica a uma intervenção terapêutica. Na era da biologia molecular, os biomarcadores significam geralmente biomarcadores moleculares e podem ser utilizados para:[1]

- Acompanhar a progressão da doença ao longo do tempo e correlacionar com medições clínicas conhecidas.
- Reconhecer o efeito de um medicamento.
- Servem como parâmetros de substituição em estudos clínicos.

Foi investigado um grande número de potenciais marcadores para o diagnóstico da doença periodontal. Por uma questão de simplicidade, podem ser classificados em três categorias gerais:[149]
1) Mediadores e produtos inflamatórios.
2) Enzimas derivadas do hospedeiro.
3) Produtos de degradação do tecido.

Mediadores inflamatórios nas doenças periodontais

Até à década de 1970, as estratégias de tratamento da doença periodontal baseavam-se no pressuposto de que as bactérias da placa bacteriana e os seus produtos eram os principais responsáveis pela destruição dos tecidos nos doentes afectados. Este conceito mudou quando os investigadores começaram a documentar a contribuição do hospedeiro para a patogénese da doença.

- [150]Goldhaber descobriu pela primeira vez que fragmentos de tecido gengival humano, juntamente com meios de cultura de fragmentos, aumentavam significativamente a reabsorção óssea da calvária de ratos em cultura de tecidos.

- [150]Klein & Raisz referiram na altura que uma classe de metabolitos inflamatórios do hospedeiro, as prostaglandinas, parecem mediar esta atividade de reabsorção óssea in vitro.

- [150]Horton et al. também documentaram que os linfócitos estimulados pela endotoxina segregam um fator solúvel (mais tarde caracterizado como a citocina interleucina 1) que estimula a atividade osteoclástica e a reabsorção óssea em culturas de órgãos.

Numa publicação seminal, Page & Schroeder descreveram os processos histopatogénicos nas lesões iniciais, precoces, estabelecidas e avançadas, nas quais várias células hospedeiras, tais como leucócitos polimorfonucleares, linfócitos, fibroblastos e macrófagos, ocupam e destroem o tecido periodontal. Os resultados destes estudos e de estudos posteriores moldaram o atual modelo de "via crítica" da patogénese da doença periodontal.[150]

O paradigma atual da patogénese pode ser visualizado através deste diagrama:

CAPÍTULO 7 TRANSMISSÃO DE AGENTES PATOGÉNICOS PERIODONTAIS

COLONIZAÇÃO ORAL E GENGIVAL

CONTORNAR A DEFESA DO HOSPEDEIRO

PRODUÇÃO DE FACTORES DE VIRULÊNCIA DESTRUIDORES DE TECIDOS

PERDA DE INSERÇÃO E DE OSSO ALVEOLAR TERAPIA ANTI-INFECCIOSA E REGENERATIVA

Os avanços técnicos na cultura anaeróbia permitiram a identificação de bactérias específicas associadas à saúde e à doença periodontal. Os locais saudáveis albergavam uma placa escassa, maioritariamente cocos Gram-positivos como *Actinomyces* e *Streptococcus*. Na gengivite, são encontrados mais *Actinomyces* e menos *Streptococcus*. As espécies *A. odontolyticus, A. naeslundii, Fusobacterium nucleatum, Lactobacillus, Veillonella* e Treponema são os agentes patogénicos mais prováveis da gengivite.[151]

Consequentemente, as bactérias da placa bacteriana, como *Porphyromonas gingivalis, Bacteroides forsythus* e *Actinobacillus actinomycetemcomitans*, permanecem como agentes patogénicos primários. Uma resposta precoce a estas bactérias é o recrutamento e a migração de leucócitos polimorfonucleares para o local da infeção periodontal.[151]

Se estas células inflamatórias forem capazes de conter e eliminar os agentes patogénicos e os seus produtos (por exemplo, endotoxina lipopolissacárida) através de fagocitose e de mecanismos de eliminação intracelular, a doença limita-se à gengivite. O hospedeiro

O eixo monócito-linfócito é estimulado, o que leva à libertação local de vários mediadores inflamatórios, como os metabolitos do ácido araquidónico e as citocinas.[147]

Estes mediadores inflamatórios, por sua vez, causam diretamente a destruição dos tecidos locais, que é clinicamente percebida pelos pacientes como formação de bolsas periodontais e perda de osso alveolar. Além disso, as condições ambientais locais que se seguem a estes eventos inflamatórios e destrutivos continuam a favorecer a flora patogénica e a perpetuar o ciclo de eventos.[150]

Dada esta compreensão atual da resposta do hospedeiro e da patogénese da doença periodontal, é lógico que a inibição farmacêutica das vias de resposta do hospedeiro poderia ser uma estratégia complementar ou alternativa para o tratamento da doença periodontal.[150]

A avaliação da resposta do hospedeiro, tal como aqui utilizada, refere-se ao exame de mediadores que são reconhecidos como parte da resposta do indivíduo à infeção periodontal, utilizando métodos imunológicos ou bioquímicos. Estes mediadores ou estão especificamente associados à infeção, como os anticorpos contra um presumível agente patogénico, ou representam uma resposta menos específica, como a libertação local de enzimas do hospedeiro, mediadores inflamatórios ou citocinas de células inflamatórias.[147] A resposta do hospedeiro na doença periodontal inclui respostas imunitárias agudas inflamatórias, humorais e celulares, como se mostra na Tabela 1:[147]

Tabela 1: A resposta do hospedeiro na doença periodontal

Acute inflammation	Cells: Polymormhonecuclear leucocytes, mast cells Mediators: Lysosomal enzymes, Complement Components, Acute phase proteins, Vasoactive amines, Arachadonic acid Metabolites
Humoral immunity	Cells: B lymphocytes Mediators: 5 antibody isotypes [IgG, IgM, IgA,IgE, IgD]
Cellular immunity	Cells: T lymphocytes, Monocytes/Macrophages Mediators: Interleukins/Cytokines

Biomarcadores inflamatórios para a periodontite no fluido do cancro gengival

O Fluido Crevicular Gengival (GCF) é definido no Mosby's Dental Dictionary como: **"Um fluido claro, normalmente discreto, que pode servir como mecanismo de defesa contra a infeção, transportando anticorpos e outras substâncias terapêuticas entre o tecido conjuntivo e o sulco ou bolsa."**

O FGC é um exsudado inflamatório que se infiltra nas fendas gengivais das bolsas periodontais à volta dos dentes com gengivas inflamadas. É constituído por soro e substâncias produzidas localmente, tais como produtos de degradação dos tecidos, mediadores inflamatórios e anticorpos dirigidos contra as bactérias da placa dentária. É frequentemente um líquido límpido, mas pode conter um número variável de neutrófilos que aumentam a sua turvação. Desde 1960, quando foi sugerido pela primeira vez que a análise do FGC poderia ser uma forma de avaliar quantitativamente o estado inflamatório das gengivas e dos tecidos periodontais, tem havido um grande interesse no potencial de diagnóstico do FGC.[148]

Como o FGC é um exsudado inflamatório que reflecte os processos em curso nos tecidos periodontais que o produzem, tem havido uma procura intensiva de componentes do FGC que

poderiam servir como potenciais marcadores de diagnóstico ou prognóstico para a progressão da periodontite. A composição do FGC é o resultado da interação entre o biofilme bacteriano aderente às superfícies dentárias e as células do tecido periodontal.[148]

A composição normal do GCF é, por conseguinte, a seguinte[152]

1. **Celular**
   - Neutrófilos: 95-97%
   - Monócitos: 2-3%
   - Linfócitos: 1-2%
   - Células T: 29%
   - Células B: 71%

2. **Proteína/solúvel**
   - IgG1 a IgG4.
   - Componentes do suplemento.
   - Pré-albumina, albumina, fibrinogénio, cerulloplasmina, transferrina, haptoglobina, hemopexina, beta-lipoproteína.
   - Citocinas, quimiocinas, prostanóides.

A quantidade de GCF produzida num determinado local aumenta significativamente ($P < 0,05$) com a gravidade da gengivite, medida clinicamente ($r=0,33\pm0,90$) ou histometricamente ($r=0,33\pm0,70$). Embora existam grandes diferenças, os locais gravemente inflamados produzem geralmente mais GCF do que os locais menos inflamados. A quantidade de GCF produzida está diretamente relacionada com o aumento da permeabilidade vascular e com a ulceração do epitélio da bolsa em locais inflamados.[148]

A observação de que existe uma correlação significativa entre a quantidade de GCF e a gravidade da inflamação não tem aplicação clínica prática no tratamento de doentes. No entanto, as avaliações quantitativas do volume do GCF têm sido amplamente utilizadas em estudos de investigação como uma medida relativamente objetiva da inflamação gengival que pode complementar as avaliações feitas com índices clínicos mais subjectivos de inflamação.[153]

Foram introduzidos e aplicados vários métodos de recolha de fluido gengival e mediadores derivados do hospedeiro na bolsa gengival. Cimasoni mencionou quatro métodos, podendo ser acrescentado um quinto.[154]

- Tiras de papel
- Micropipetas
- Microsseringas
- Tiras de plástico
- Métodos de limpeza das gengivas

Um teste não invasivo dos componentes do fluido do cancro gengival poderia ter os seguintes objectivos[148]

1. Reconhecer a periodontite, ou seja, distinguir a periodontite da saúde e da gengivite.

2. Classificação da periodontite, ou seja, periodontite crónica ou periodontite agressiva.

3. Planear o tipo e a extensão corretos do tratamento.

4. Acompanhamento do doente tratado, a fim de adaptar os cuidados de manutenção às necessidades biológicas do doente.

Os seguintes marcadores inflamatórios foram analisados no FGC de pacientes com doença periodontal:

1. Fosfatase alcalina:

Entre as enzimas do hospedeiro, a fosfatase alcalina (ALP) foi uma das primeiras a ser identificada. A ALP é libertada pelas células polimorfonucleares (PMN) durante a inflamação e pelos osteoblastos e fibroblastos do ligamento periodontal durante a formação óssea e a regeneração periodontal, respetivamente. No que diz respeito ao processo inflamatório, a ALP está envolvida na gengivite e na periodontite, sendo observado um aumento da atividade da ALP no FGC. A ALP provoca a hidrólise das ligações éster de fosfato.[155]

Tal como outros marcadores, este aumento da atividade da ALP do FGC tem um valor preditivo em termos de perda de inserção, que é muito mais preciso do que a utilização de parâmetros clínicos. Tendo em conta o duplo envolvimento da ALP nos diferentes processos de inflamação periodontal e de cicatrização/regeneração, a monitorização da atividade da ALP do FGC durante períodos de tempo mais curtos após o tratamento periodontal parece razoável.[155]

2. Aspartato aminotransferase:

Uma enzima derivada do hospedeiro que tem sido amplamente investigada em estudos com animais e humanos é a aspartato aminotransferase. A aspartato aminotransferase (AST), uma enzima libertada pelas células necróticas, é detectada no fluido do cancro gengival e os níveis elevados estão associados à destruição do tecido periodontal. A AST catalisa a transferência do grupo amino do aspartato para o a-cetoglutarato.[156]

Encontram-se valores elevados de AST em locais com inflamação gengival, em locais com perda de inserção mais precoce e em locais com progressão ativa da doença. Além disso, os níveis mais elevados de AST parecem ocorrer em locais de degradação ativa dos tecidos. Embora sejam encontrados níveis elevados de AST em locais onde o tecido periodontal está a ser destruído, a capacidade deste marcador para distinguir entre locais estáveis e progressivos ainda não foi esclarecida. Níveis elevados de até 800α podem ser observados em pacientes com periodontite.[156]

3. β-glucuronidase:

A β-Glucuronidase (βG) é uma das enzimas envolvidas na destruição de componentes não colagénicos da matriz extracelular. É também considerada um indicador ou preditor da atividade da doença periodontal. A βG é um componente importante dos grânulos primários dos PMN (também se encontra noutras células e bactérias).[157]

A βG está envolvida na degradação de proteoglicanos juntamente com a hialuronidase. A hialuronidase endoglicosidase cliva as ligações hexosaminídicas, resultando em tetrasacáridos. Este tetrassacárido é posteriormente degradado pela βG e pela β-N-acetil-hexosaminidase. A βG é uma exoglicosidase que remove as extremidades não redutoras dos tetrassacáridos ou polissacáridos maiores. Os seus substratos incluem sulfato de dermatano, sulfato de heparano, sulfato de condroitina e ácido hialurónico.[157]

4. Catepsina B:

A catepsina B (CAB) é uma cisteína protease lisossomal típica e bem caracterizada que foi isolada dos tecidos de muitas espécies de mamíferos por Eeckhout e Vaes em 1977. Foi relatada a sua atividade colagenolítica, degradando o colagénio monomérico solúvel e o colagénio polimérico insolúvel e activando a procolagenase produzida pelos tecidos dos mamíferos.[157]

Presume-se, portanto, que o CAB desempenha um papel importante no catabolismo das proteínas intercelulares. Quantidades significativas de CAB estão presentes no fluido crevicular gengival de pacientes com gengivite, sugerindo que o CAB pode desempenhar um papel importante na degradação dos tecidos periodontais. Chen relatou em 1998 que o CAB estava elevado no FGC de pacientes com periodontite crónica.[158]

5. Sulfato de condroitina-4:

O principal interesse foi a presença de um péptido de condroitina-4-sulfato (C4S) no FGC, que é basicamente um glicosaminoglicano, uma vez que a sua presença só é percetível em condições clínicas associadas à atividade metabólica dos tecidos periodontais mais profundos, especialmente o osso alveolar. O C4S pode ser detectado em quantidades significativamente maiores em locais de periodontite precoce, avançada e agressiva, em periodontite avançada antes e depois de cirurgia e em trauma oclusal. Apenas pequenas quantidades foram detectadas na gengivite crónica.[159]

Entre estes estudos, e talvez a melhor evidência até à data da relação entre C4S e reabsorção óssea, destaca-se a deteção de C4S no FGC em níveis significativamente mais elevados no lado de compressão dos dentes submetidos a movimento ortodôntico (onde seria de esperar reabsorção óssea) em comparação com o lado de tração (onde seria de esperar deposição óssea).[159]

6. MMP 8 (colagenase 2):

A metaloproteinase da matriz (MMP)-8 é um mediador chave na periodontite crónica. A MMP-8 pode ser activada através da cooperação com outras MMPs, como a MMP-14, espécies reactivas de oxigénio e proteases microbianas. A MMP-8 é produzida principalmente por leucócitos neutrófilos, a primeira linha de células de defesa que são abundantes nas gengivas.

GCF, especialmente na inflamação. A MMP colagenolítica mais importante associada à gravidade da doença periodontal é a MMP-8.[160]

Durante a inflamação periodontal, a MMP-8 latente pode ser activada pela interação com outros mediadores inflamatórios, tais como a MMP-14, espécies reactivas de oxigénio e proteases microbianas. A mieloperoxidase (MPO) derivada de neutrófilos encontra-se nos grânulos primários dos neutrófilos, e estas células são consideradas a principal fonte de MMP-8 e -9. Para além do seu efeito antimicrobiano, a MPO é considerada como activando oxidativamente as pró-MMP-8 e -9 latentes in vitro. O imunoensaio para a deteção de MMP-8 do FGC é mais adequado para monitorizar a periodontite do que a deteção da concentração ou atividade da elastase do FGC. Os indivíduos periodontalmente saudáveis e os indivíduos que sofrem de gengivite ou periodontite podem ser diferenciados pela concentração de MMP-8 no FGC e pelo teste da vareta, se o limiar positivo do teste de fezes de MMP-8 for fixado em 1000 µg/l.[160]

7. MMP-13 (colagenase 3):

Pensa-se que a MMP-13 (colagenase-3) desempenha um papel importante na biologia do esqueleto, uma vez que se encontra exclusivamente no esqueleto, nas placas de crescimento cartilagíneo e nos centros de ossificação primários durante o desenvolvimento embrionário. Foi demonstrado que a MMP-13 é expressa pelo epitélio sulcular humano danificado pela periodontite e pelos fibroblastos gengivais, mas o seu papel na atividade destrutiva da doença periodontal não é totalmente compreendido. A deteção da atividade da MMP-13 no FGC de doentes com periodontite com lesões em que há perda episódica de inserção pode explicar parcialmente os mecanismos associados à destruição dos tecidos de suporte do dente.[161]

Durante a progressão da periodontite, as principais alterações entre sítios activos e inactivos podem ocorrer ao nível da ativação da pró-MMP-13, com um aumento significativo observado

da atividade enzimática nos locais activos, levando à destruição do osso e do ligamento periodontal. A MMP-13 é considerada um marcador para a progressão da atividade e esta poderia ser uma primeira abordagem para determinar a função e a importância destas MMPs durante a progressão da periodontite.[161]

8. Fator de crescimento endotelial vascular:

O fator de crescimento endotelial vascular (VEGF), uma glicoproteína relacionada com o fator de crescimento derivado das plaquetas, tem atraído a atenção como um potencial desencadeador da angiogénese. O VEGF é um fator de crescimento endotélio-específico que aumenta consideravelmente a permeabilidade microvascular, estimula a proliferação extracelular, induz a expressão de enzimas proteolíticas e a migração de monócitos e osteoblastos, todos eles necessários para a angiogénese. O VEGF foi originalmente descrito como uma proteína homodimérica de 34 a 42 kDa que aumenta a permeabilidade da pele. O VEGF é uma citocina angiogénica multifuncional que é importante na inflamação e na cicatrização de feridas.[162]

O VEGF pode ser um dos factores associados à etiologia da periodontite nas suas fases iniciais e pode estar envolvido na progressão da gengivite para a periodontite. O aumento da concentração de VEGF na periodontite pode ser responsável pelo aumento da vascularização e da permeabilidade e pode ser considerado um marcador da gravidade da periodontite. O VEGF é detetável nos tecidos periodontais em células endoteliais, células plasmáticas e macrófagos, bem como no epitélio juncional, sulcular e gengival. Em doentes com periodontite, o volume de fluido crevicular gengival (GCF) e a quantidade total de VEGF recolhido de locais doentes é superior ao de locais clinicamente saudáveis. O VEGF também é detectado em amostras de saliva e é significativamente mais elevado em doentes com periodontite do que em controlos saudáveis.[162]

Booth et al. demonstraram que, em pacientes com periodontite, o volume do GCF e a quantidade total de VEGF eram maiores nos locais doentes do que nos locais clinicamente saudáveis. Prapulla et al. mostraram que o VEGF estava aumentado em amostras de tecido e GCF em locais de periodontite, tanto em indivíduos sistemicamente saudáveis como em pacientes com diabetes mellitus.[162]

9. Fator de necrose tumoral alfa:

O fator de necrose tumoral alfa (TNF α) é uma citocina pró-inflamatória que estimula uma série de eventos que ocorrem durante a doença periodontal. Estes incluem a indução de moléculas de adesão e outros mediadores que facilitam e amplificam a resposta inflamatória, a estimulação da metaloproteinase da matriz e a reabsorção óssea. A atividade desta citocina coincide com os eventos críticos que ocorrem durante a doença periodontal, nomeadamente a perda de inserção e a reabsorção óssea.[163]

A utilização de antagonistas do TNF na periodontite experimental demonstrou uma relação causal entre a atividade desta citocina e a propagação de uma frente inflamatória para áreas mais profundas do tecido conjuntivo, a perda de ligação do tecido conjuntivo, a formação de osteoclastos e a perda de osso alveolar. Além disso, a perda de fibroblastos que ocorre durante a infeção por agentes patogénicos periodontais é mediada em parte pelo TNF α. Por conseguinte, muitos dos danos que ocorrem durante a destruição dos tecidos periodontais podem ser atribuídos à atividade do TNF α. Esta destruição pode muito bem representar uma reação exagerada da resposta do hospedeiro aos agentes patogénicos periodontais causada pela produção excessiva de TNF α.[163]

O gene do TNF-α está localizado no complexo principal de histocompatibilidade de classe III no braço curto do cromossoma 6. Existe um polimorfismo de junção de bases na posição 308 da região promotora do TNF-α. A maioria, mas não todas, as actividades do TNF são detectáveis

que são mediadas pelo recetor TNF-p55. Descobertas recentes com ratinhos sem p75 sugerem que a p75 pode suprimir as respostas inflamatórias mediadas pelo TNF.[163]

10. Elastase de neutrófilos:

A elastase de neutrófilos é uma proteinase neutra em série que é armazenada nos grânulos azurófilos citoplasmáticos dos granulócitos. A destruição dos tecidos na periodontite é causada principalmente por esta elastase de neutrófilos, que é sobretudo uma enzima hidrolítica libertada no FGC e serve principalmente como indicador de doença periodontal. Uma variedade de proteínas e glicoproteínas estruturalmente importantes pode ser clivada por esta elastase de neutrófilos, por exemplo, elastina, colagénio de tipo III e IV, fibronectina e proteínas centrais de moléculas de glicoproteínas.[164]

Uma vez que os neutrófilos migram para a fenda gengival durante a inflamação, os níveis de elastase do FGC também podem estar correlacionados com a inflamação gengival e a destruição dos tecidos. A base de dados sobre os vários níveis de elastase do FGC na literatura está a tornar-se cada vez mais extensa. Chen et al. encontraram uma correlação significativa entre os níveis de elastase neutrofílica do FGC e a periodontite apenas antes do tratamento. Figueredo et al. encontraram uma redução significativa nos níveis de elastase de neutrófilos em bolsas periodontais superficiais e profundas em pacientes periodontais um mês após a terapia periodontal não cirúrgica.[164]

11. Telopeptídeo carboxiterminal do colagénio de tipo I reticulado com piridinolina:

Uma nova ferramenta de diagnóstico potencial é a medição direta de uma molécula específica do osso chamada telopeptídeo carboxi-terminal reticulado de piridinolina do colagénio de tipo I (ICTP) no fluido do cancro gengival (GCF). O valor das ligações cruzadas de piridinolina como marcador da renovação óssea resulta da sua especificidade para o osso. Na pele

e outros tecidos moles, as ligações cruzadas de histidina são a forma predominante e não existem estruturas do tipo piridinolina. A medição das ligações cruzadas de piridinolina é atualmente utilizada como marcador de diagnóstico para a reabsorção óssea ativa em doenças ósseas metabólicas, como a osteoporose pós-menopáusica.[165]

A presença de ICTP no GCF tem sido associada à perda de osso e de aderência na periodontite experimental e natural. A ICTP demonstrou ser altamente sensível e preditiva de futura perda óssea radiológica, medida por radiografia digital computorizada. Recentemente, demonstrou-se que o ICTP está elevado em doentes periodontais que albergam concentrações elevadas de patogénios periodontais putativos, tais como *Bacteroides forsythus, Porphyromonas gingivalis, Fusobacterium nucleatum* subespécie e *Treponema denticola.*[165]

12. Fosfolipase A2:

A fosfolipase A2 (PLA2) é uma enzima chave na produção de potentes mediadores inflamatórios, nomeadamente prostaglandinas, leucotrienos e fator de ativação plaquetária. De facto, foram encontrados níveis elevados de atividade da PLA2 nos locais e/ou no soro de doentes com várias doenças inflamatórias, como a artrite reumatoide, a pancreatite aguda, a doença inflamatória intestinal e o choque sético.[166]

Foram registados níveis elevados de IL-1 e/ou TNF no líquido sinovial de doentes com artrite e no FGC de doentes com doença periodontal. Uma vez que estudos anteriores demonstraram que estas citocinas induzem a atividade da PLA2 em fibroblastos gengivais de ratos, a atividade da PLA2 detectada no FGC poderia dever-se a processos semelhantes no tecido periodontal.[166]

13. Fator de crescimento transformador beta:
O fator de crescimento transformador beta (TGFB) é um péptido multifuncional que controla a proliferação, a diferenciação e outras funções em muitos tipos de células.

O TGFB actua em sinergia com o fator de crescimento transformador alfa TGFA (MIM 190170) no desencadeamento da transformação. Também actua como um fator de crescimento autócrino negativo. A desregulação da ativação e da sinalização do TGFB pode levar à apoptose. Muitas células sintetizam TGFB e quase todas possuem receptores específicos para este péptido.[167]

O TGFB parece desempenhar um papel importante na modulação da proliferação e/ou migração das células estruturais do periodonto e na produção de várias matrizes extracelulares por essas células. O TGFB 1 aumenta a produção de enzimas que degradam a membrana basal. Além disso, foi colocada a hipótese de um papel na modulação da fagocitose do colagénio e na produção de metaloproteinases. Além disso, foi colocada a hipótese de um papel regulador na fisiologia óssea. Foi colocada a hipótese de um papel do TGFB na patogénese e no diagnóstico das doenças periodontais.[168]

14. RANKL:

O ativador do recetor do ligando NF-κB (RANKL) desempenha um papel importante na formação de osteoclastos. Descobertas recentes indicam que uma forma solúvel de RANKL é segregada por linfócitos T activados e osteoblastos. A maior parte da forma solúvel de RANKL no GCF é derivada de linfócitos T activados, mas alguma é também libertada por outras células (especialmente osteoblastos) no tecido periodontal.[169]

Curiosamente, foi demonstrado que o fator de necrose tumoral alfa, a IL (interleucina) -1beta, a IL-6 e a prostaglandina E2 aumentam os níveis de ARNm e de proteína do RANKL. Por conseguinte, colocámos a hipótese de que a alteração dos níveis de RANKL na

O GCF reflecte as reacções biológicas extensas que ocorrem durante o processo de periodontite.[169]

15. Prostaglandina E2 (PGE2):

A PGE2, o metabolito da via da ciclo-oxigenase, é o mediador mais potente da perda óssea alveolar na periodontite. Sabe-se que a PGE2 actua nos fibroblastos e osteoclastos e estimula a síntese de metaloproteinases da matriz (MMPs), IL-1b e outras citocinas. Foram detectados níveis mais elevados de PGE2 no tecido gengival e no fluido do cancro gengival, que são proporcionais à gravidade da doença periodontal.[170]

Goodson no Forsyth Dental Centre, Paul Goldhaber em Harvard e Sture

Nyman e Jan Lindhe em Gotemburgo realizaram uma série de estudos pioneiros que identificaram pela primeira vez as prostaglandinas, em particular a prostaglandina E2 (PGE2), como mediadores-chave na patogénese da periodontite. Estes investigadores periodontais demonstraram que o tecido periodontal inflamado contém níveis elevados de PGE2, que é capaz de desencadear a inflamação das gengivas e a reabsorção óssea.[171] A prostaglandina E2 tem vários efeitos pró-inflamatórios e imunomoduladores. Os níveis teciduais de PGE2 na periodontite atingem uma concentração de 1 mm, que em sistemas modelo é suficiente para produzir efeitos significativos nas respostas e funções celulares. Teoricamente, a maioria das alterações inflamatórias e periodontolíticas que ocorrem na periodontite, como a vermelhidão gengival, o edema, a degradação do colagénio e a perda óssea, poderiam ser causadas apenas pela presença e ação direta da PGE2. A PGE2 induz a vasodilatação e o aumento da permeabilidade capilar, causando sinais clínicos de vermelhidão e edema. Os efeitos vasoactivos da PGE2 são também reforçados por interações sinérgicas com outros mediadores inflamatórios, como a bradicinina, os fragmentos de clivagem da cascata do complemento e a histamina17.[2]

A PGE2 também aumenta a infiltração de células inflamatórias, não como um quimioatractor, mas anulando a migração quimiotáctica e a saída de neutrófilos e outras células inflamatórias atraídas para o local da infeção por quimioatractores como o leucotrieno B4 ou C5a. No local da infeção, a PGE2 pode desregular ou "estabilizar" os neutrófilos recém-recrutados para evitar a desgranulação prematura e uma explosão oxidativa antes do confronto com as bactérias. Na população linfocitária, o aumento do AMP cíclico induzido pela PGE2 tem sido tradicionalmente associado à supressão da transformação linfocitária e da mitogénese das células T, à redução da produção de anticorpos e à inibição da citotoxicidade mediada por células.[172]

16. Interleucina 1:

A interleucina-1 (IL-1) é uma citocina muito potente e multifuncional que parece ser um regulador-chave das respostas inflamatórias e imunitárias. A IL-1 mantém a sua atividade biológica em concentrações picomolares (10-12 M) e femtomolares (10-15 M), e quase todos os tipos de células produzem e respondem à IL-1. A IL-1 actua principalmente a nível local na maioria dos tecidos. As diversas actividades e as propriedades bioquímicas únicas da IL-1 são a razão da extensa literatura sobre esta citocina.[173]

Vários investigadores relataram níveis elevados de IL-1b no FGC e no tecido gengival de doentes com periodontite. As grandes quantidades de células inflamatórias no tecido conjuntivo e nas fendas gengivais podem levar à libertação de IL-1b através da estimulação com produtos bacterianos e da interação com células hospedeiras. A IL-1 pode ser sintetizada e segregada pelas células do tecido conjuntivo periodontal local, ou seja, fibroblastos e células endoteliais, ou pelos leucócitos infiltrados, ou seja, células mononucleares, macrófagos e neutrófilos. As grandes flutuações dos níveis de IL-1b no FGC, que são observadas em

O facto de estas citocinas ocorrerem em diferentes locais dentro do mesmo indivíduo ou em indivíduos com diferentes níveis de inflamação também argumenta contra uma origem sistémica destas citocinas.[174]

17. Interleucina 8:

A interleucina 8 (IL-8) é uma potente citocina pró-inflamatória que desempenha um papel fundamental no recrutamento e ativação de neutrófilos durante a inflamação. A IL-8 pode desencadear a adesão de leucócitos polimorfonucleares (PMN) às células endoteliais, a explosão respiratória, um aumento do cálcio intracelular livre e a regulação positiva dos receptores 1 e 3 do complemento (CR1 e CR3). A quimiotaxia dos neutrófilos na IL-8 é mediada por 2 tipos de receptores de IL-8. Estes receptores têm sido considerados como alvos adequados para estratégias terapêuticas destinadas a limitar o influxo de neutrófilos em doenças em que os neutrófilos contribuem para a fisiopatologia.[175]

Os ensaios mais importantes para determinar a atividade biológica da IL-8 baseiam-se na libertação de elastase de neutrófilos humanos recentemente isolados ou na determinação da atividade quimiotáctica. Estão disponíveis comercialmente 17 IL-8 humanas recombinantes de 77 e 72 aminoácidos, que podem servir de padrão em todos os sistemas de ensaio. Os ensaios de imunoabsorção enzimática (ELISA) podem ser utilizados para determinar diretamente a concentração proteica de IL-8 em sobrenadantes de culturas e outras amostras biológicas.[176]

A análise do ARNm em estado estacionário é mais adequada para analisar a expressão do gene da IL-8. Se a fonte celular não for um fator limitativo da quantidade, a análise Northern é o método de eleição. Utilizando controlos internos adequados, como a b-microglobulina ou a gliceraldeído-3-fosfato desidrogenase, a quantidade de ARNm da IL-8 pode ser quantificada a partir do ARN celular total.[175]

18. Lactoferrina:

A lactoferrina (LF), uma proteína de ligação ao ferro com algumas propriedades antibacterianas, é armazenada no grânulo específico (secundário) dos granulócitos e é libertada principalmente durante a migração, influenciando as funções dos granulócitos, como a adesão e a quimiotaxia. O LF foi proposto como um marcador do número de granulócitos. Após a ativação dos neutrófilos, já foi demonstrada a degranulação de grânulos específicos com uma libertação imediata de LF.[177]

A lactoferrina é um dos grânulos específicos dos PMN e pode ser um marcador útil da atividade dos PMN. Foram encontradas concentrações elevadas de lactoferrina em infecções graves, por exemplo, meningite, doentes queimados, artrite reumatoide e doenças crónicas das glândulas salivares. Existem poucos relatórios sobre a quantificação da lactoferrina no GCF. Foi relatado que os títulos de LF em vários fluidos corporais, incluindo a expetoração e o sangue, estão correlacionados com a presença de inflamação, como a periodontite. Foram encontrados níveis significativamente mais elevados de LF-GCF tanto na periodontite como na gengivite, em comparação com locais saudáveis, e estes títulos também diminuem nos locais saudáveis após o tratamento periodontal.[178]

19. Calprotectina:

A calprotectina é uma proteína citosólica de ligação ao cálcio e ao zinco expressa em neutrófilos e queratinócitos parabasilares orais/vaginais. Não foi encontrada em células de Langerhans, células interdigitantes, linfócitos ou outras células não mielóides do pâncreas, intestino, baço, rim, cérebro, bexiga, placenta, pulmão ou pele normal. A concentração de calprotectina no citosol dos neutrófilos é de cerca de 5 a 15 mg/ml (45 % da proteína citosólica).[179]

O complexo de calprotectina é uma mistura de duas proteínas citosólicas estruturalmente relacionadas: a proteína relacionada com o fator de inibição da migração 10 kdal (MRP-8, antigénio da fibrose cística, a subunidade b) e a proteína relacionada com o fator de inibição da migração 14 kdal (MRP-14, subunidade a). O complexo da calprotectina é também conhecido como "proteína L1 e calgranulina" e exerce efeitos antimicrobianos reversíveis pelo zinco. Ambas as subunidades da calprotectina pertencem à família S-100 (proteínas citosólicas de ligação ao cálcio que se pensa desempenharem um papel importante na degradação dos microtúbulos, no crescimento e na diferenciação celular) e a calprotectina está carateristicamente localizada em neutrófilos, monócitos e no epitélio normal da língua, da mucosa bucal e do esófago. A calprotectina pode ter um efeito microbiostático a baixas concentrações e um efeito microbiocida contra fungos como a *C. albicans* a concentrações mais elevadas.[180]

A calprotectina também foi detectada por imunohistoquímica em queratinócitos orais/gengivais, mas o padrão de distribuição sugere que factores locais regulam a sua expressão nestes tecidos.[179]

20. Leucotrieno B4:

O leucotrieno B4 (LTB4) é um produto do metabolismo da lipo-oxigenase com uma atividade quimiotáctica semelhante à do C5a. O LTB4 é o principal produto do metabolismo do ácido araquadónico nos neutrófilos humanos estimulados. Para além da quimiotaxia, o LTB4 induz um aumento da agregação e da adesão dos leucócitos às células endoteliais, promovendo assim a vasoconstrição e a vasoconstrição. O LTB4 aumenta a opsonização bacteriana através da regulação positiva dos receptores C3b nos neutrófilos.[181]

Os neutrófilos têm duas classes de receptores de leucotrieno B4 (LTB4). A ativação do recetor de alta afinidade, que ocorre a baixas concentrações de LTB4, desencadeia a quimiotaxia dos neutrófilos ou a migração celular direcional. Os neutrófilos podem reconhecer o recetor LTB4

e migram para o centro da concentração mais elevada de LTB4. Quando os neutrófilos se deslocam em direção ao centro do estímulo, a concentração de LTB4 atinge um nível muito elevado, pelo que ocupam o recetor de LTB4 com baixa afinidade, desencadeando assim a sua ativação. A ocupação deste recetor de baixa afinidade desencadeia uma explosão oxidativa e a desgranulação dos neutrófilos. Assim, o LTB4 leva os neutrófilos para o local de ação e desencadeia a libertação de grânulos no centro do desafio infecioso, e não na periferia, onde o LTB4 é inicialmente detectado em baixas concentrações.[182]

O LTB4 também desencadeia a degranulação dos neutrófilos com a libertação de enzimas lisossomais, elastase, colagenase e a formação de superóxido e prostaglandina E2. A libertação de LTB4 dos neutrófilos serve, assim, para recrutar e ativar outros neutrófilos, a fim de intensificar a reação inflamatória. Os metabolitos 20-OH e 20-COOH do LTB4, bem como os produtos da lipo-oxigenase 12-HETE, 15-HETE e 5-HETE são todos comparativamente mais fracos.[181]

21. Interleucina 17:

Há novas descobertas interessantes sobre a produção de citocinas inflamatórias por um novo subconjunto de células T auxiliares CD4+ (T-h). Esta população desempenha um papel essencial na regulação das doenças auto-imunes e da inflamação, segregando uma nova citocina pró-inflamatória, a IL-17 (IL-17A), razão pela qual estas células são designadas por "Th17".[183]

Os membros das famílias IL-17 e -17R são únicos na sua sequência de aminoácidos e apresentam pouca homologia com outras classes de citocinas. Por conseguinte, poucas previsões podem ser feitas sobre a sua função com base apenas nas semelhanças de sequência com outras moléculas. Foram identificados seis membros da família IL-17 e cinco receptores que são conservados em roedores e humanos. A literatura dos últimos anos tem revelado muito sobre as actividades da IL-17, o membro prototípico desta enigmática família de citocinas.[183]

Embora o papel da IL-17 nas lesões periodontais seja pouco conhecido, a presença de IL-17 foi documentada em pacientes com periodontite, sugerindo que esta citocina pode mediar a inflamação na doença periodontal. O perfil de citocinas segregado pelas células Th17 é consistente com o encontrado nas lesões periodontais, e um número significativo de clones de células T CD4+ isoladas dos tecidos gengivais de pacientes com periodontite expressou IL-17. A IL-17 também é detectada nos tecidos periodontais biopsiados durante a cirurgia periodontal. As concentrações de IL-17 em amostras de fluido crevicular gengival (GCF) e em sobrenadantes de cultura de células gengivais são significativamente mais elevadas em doentes com periodontite em comparação com indivíduos de controlo.[183]

Biomarcadores inflamatórios para a periodontite na saliva

A saliva total é um fluido de diagnóstico promissor para o rastreio da doença periodontal. Trata-se de um fluido que contém componentes das glândulas exócrinas da cavidade oral e do fluido crevicular gengival (GCF). A saliva está prontamente disponível e pode ser facilmente recolhida sem equipamento ou pessoal especializado. Foram detectados vários mediadores da inflamação crónica e da destruição dos tecidos na saliva de doentes com periodontite.[184]

A saliva é o produto de várias glândulas salivares localizadas sob a mucosa oral. Todos os dias, as glândulas salivares humanas produzem quase 600 ml de saliva serosa e mucosa, que contém minerais, electrólitos, tampões, enzimas e inibidores de enzimas, factores de crescimento e citocinas, imunoglobulinas (por exemplo, imunoglobulina A [IgA] secretora), mucinas e outras glicoproteínas. Quando a saliva passa pelos canais e entra na cavidade oral, mistura-se com células sanguíneas, microrganismos (vírus, bactérias e leveduras), produtos microbianos, células epiteliais orais e produtos celulares, resíduos alimentares e secreções do trato respiratório superior.[185]

É importante notar que a discussão acima se refere ao valor de diagnóstico da saliva total para a deteção dos organismos-alvo em amostras de bolsas periodontais e, assim, utiliza a presença dos organismos-alvo em amostras de bolsas periodontais como referência. No entanto, nem a saliva total nem uma amostra de bolsa periodontal, por si só, podem ser suficientes para determinar a presença de alguns agentes patogénicos periodontais na boca. Pelo contrário, os resultados positivos de ambos os tipos de amostra representam o valor mínimo da "verdadeira" frequência de colonização oral. O rácio entre o resultado negativo da saliva/positivo da bolsa e o resultado positivo total (que não deve ser confundido com os valores de sensibilidade ou especificidade acima mencionados) pode ser utilizado para descrever a probabilidade de ausência de colonização oral dos organismos-alvo quando se utiliza apenas uma amostra de saliva inteira.[186]

A saliva, como espelho da saúde oral e sistémica, é uma fonte valiosa de informação clinicamente relevante, uma vez que contém biomarcadores específicos para os aspectos fisiológicos únicos da doença periodontal e peri-implantar, e as alterações qualitativas na composição destes biomarcadores podem ter valor diagnóstico, identificando pacientes com maior suscetibilidade à doença, reconhecendo locais de doença ativa, prevendo locais onde a doença ativa ocorrerá no futuro, e / ou servindo como parâmetros de substituição para monitorizar a eficácia da terapia.[187]

<u>Os seguintes marcadores bioquímicos podem ser detectados na saliva:</u>

1. Proteína C-reactiva (PCR):

A proteína C-reactiva é um dos primeiros reagentes de fase aguda reconhecidos. Foi descoberta pela primeira vez em 1930 em doentes com pneumonia pneumocócica. Era capaz de causar floculação ao ligar-se ao polissacárido C do *Streptococcus pneumoniae* e foi subsequentemente designada por proteína C-reactiva. A proteína C-reactiva é um marcador sistémico que é libertado na fase aguda de uma reação inflamatória. A proteína C-reactiva é produzida pelo fígado e estimulada por citocinas circulantes,

como o fator de necrose tumoral-alfa e a interleucina-1, de inflamações locais e/ou sistémicas como a periodontite.[188]

A proteína C-reactiva circulante pode entrar na saliva através do fluido crevicular gengival ou das glândulas salivares. Níveis elevados de proteína C-reactiva têm sido associados a doença periodontal crónica e agressiva. Estudos demonstraram que os doentes periodontais apresentam níveis séricos elevados de proteína C-reactiva em comparação com indivíduos saudáveis. Recentemente, foi demonstrado que a proteína C-reactiva é mensurável na saliva de doentes periodontais utilizando um método de laboratório num chip.[188]

As funções da PCR não estão claramente definidas, mas é referida como tendo actividades opsonizantes e pró-inflamatórias. Devido à sua estrutura pentamérica única, pode ligar-se a moléculas com carga negativa nas membranas celulares. Este mecanismo constitui a base da sua função de opsonização, na qual se liga a micróbios que são depois removidos da corrente sanguínea por fagocitose. A opsonização das lipoproteínas de baixa densidade parece mediar a absorção pelos macrófagos, que por sua vez estimulam a produção de mediadores pró-inflamatórios, como a IL-1, a IL-6 e o fator de necrose tumoral-α. Além disso, também se demonstrou que a PCR ativa a via clássica do sistema do complemento.[188]

As concentrações de PCR na população em geral são normalmente baixas (10 mg/L em 98% das pessoas). Quando medida utilizando um método ELISA (ensaio imunoenzimático) altamente sensível, uma duplicação da concentração normal de PCR (ou seja, um aumento no intervalo de 3,0-10,0 mg/L) pode ser suficiente para indicar uma desregulação dos mecanismos pró-inflamatórios em indivíduos saudáveis.[189]

2. IgA:

Uma glicoproteína chamada imunoglobulina A (IgA) é uma das substâncias mais importantes para o sistema imunitário humano. A IgA encontra-se na saliva e noutros fluidos secretores, como o leite materno, as secreções nasais, gastrointestinais, brônquicas e urogenitais. A IgA contida nestes fluidos secretores está normalmente presente na forma dimérica, combinada com outra glicoproteína, a chamada cadeia J e o componente secretor (SC), que estabiliza a molécula de IgA e a protege da degradação nestes fluidos.[190]

Os anticorpos IgA salivares actuam de forma não específica e, por isso, desempenham um papel muito importante na nossa saúde, por exemplo, impedindo que as bactérias formem colónias, neutralizando as toxinas e enzimas produzidas pelas bactérias e impedindo que os vírus patogénicos entrem na célula epitelial. Pensa-se, portanto, que a IgA salivar actua como a primeira linha de defesa para várias doenças periodontais.[190]

Em comparação com pacientes saudáveis, os pacientes com doença periodontal têm concentrações salivares mais elevadas de IgA, que são específicas para os agentes patogénicos periodontais. Para além disso, as concentrações destas imunoglobulinas na saliva são muito reduzidas após o tratamento periodontal. Como resultado, o rastreio da saliva, particularmente para IgA (utilizando o kit ELISA para IgA secretora), foi previamente discutido como uma técnica útil e não invasiva para identificar indivíduos que têm o potencial para desenvolver doença periodontal ou que estão atualmente a responder à infeção patogénica periodontal.[191]

3. Fator de ativação das plaquetas:

O fator ativador de plaquetas (PAF) é uma família de fosfolípidos acetilados, estruturalmente relacionados, capazes de induzir respostas pró-inflamatórias pronunciadas. Embora

O PAF foi originalmente designado pela sua capacidade de induzir a agregação e a libertação de histamina das plaquetas sanguíneas de coelho e, desde então, tem sido demonstrado que promove uma variedade de processos desencadeados através de receptores PAF específicos em várias células e tecidos, tais como a ativação de leucócitos polimorfonucleares (PMN), a agregação e fagocitose de monócitos/macrófagos, a ativação de eosinófilos, o aumento da vascularização das células sanguíneas e a ativação de eosinófilos. Por exemplo, ativação de leucócitos polimorfonucleares (PMN), agregação e fagocitose de monócitos/macrófagos, ativação de eosinófilos, aumento da permeabilidade vascular, vasoconstrição e contração do músculo liso.[192]

O PAF foi extraído de tecidos e fluidos orais em vários estudos independentes utilizando radioimunoensaio. A presença de PAF na saliva mista não estimulada, tanto de indivíduos saudáveis como de doentes com periodontite, sugere que o PAF pode estar envolvido em processos inflamatórios tanto na gengivite como na periodontite. Embora a base para as alterações na concentração salivar de PAF durante a terapia periodontal inicial não seja conhecida, pode refletir a(s) população(ões) de células inflamatórias no tecido periodontal que podem servir como fonte de PAF.[192]

4. Fator de crescimento epidérmico:

O fator de crescimento epidérmico (EGF) é um polipéptido sintetizado por vários tipos de células normais e pelos seres humanos. O EGF é constituído por 53 aminoácidos com um peso molecular de 6 045 Da. O EGF tem inúmeras funções e efeitos biológicos, incluindo a estimulação da proliferação e diferenciação do tecido epitelial e mesenquimal, a estimulação da síntese de ADN, ARNm, proteínas e ácido hialurónico e o combate à apoptose.[193]

Além disso, o EGF pode estimular a migração celular e a produção de proteinase e acelerar a regeneração epitelial e a cicatrização de feridas. A glândula parótida é a principal fonte de EGF, sendo por vezes também produzido pela glândula salivar submandibular. A produção de EGF pelas glândulas salivares e a sua subsequente libertação na saliva proporciona uma

O EGF tem mais oportunidades de exercer o seu efeito tanto intra-oralmente como no trato digestivo.[193]

Atualmente, é geralmente reconhecido que o EGF necessita de uma exposição prolongada às feridas para promover a cicatrização e, por conseguinte, está aumentado durante a cicatrização periodontal.

5. Glutatião redutase:

A glutatião redutase (GR) é uma enzima responsável por manter o antioxidante glutatião no seu estado reduzido, ou seja, converte o glutatião oxidado (GSSG) em glutatião reduzido (GSH).

$^{++}$GSSG + NADPH + H → 2 GSH + NADP^{+}

A GR pertence a um grupo de enzimas conhecidas como flavour dissulfureto oxidorredutases, que incluem também a tioredoxina redutase, a redutase do ião mercúrio e a tripanotiona redutase. Esta enzima é crucial para a prevenção de níveis elevados de stress oxidativo, uma vez que a sua atividade pode contrariar a oxidação. A GR é também importante para a síntese dos precursores do ADN e para o transporte de protões através das membranas.[194]

A saliva estimulada contém uma concentração mais baixa de antioxidantes, mas quando as taxas de fluxo são tidas em conta, a capacidade antioxidante é mais elevada do que na saliva não estimulada. A saliva estimulada foi utilizada para analisar os antioxidantes. Foi observado que os PMNs estão presentes em concentrações mais elevadas nos locais de inflamação gengival. $^{-}$Postula-se que o O2 produzido pelos PMN como parte da resposta imunitária do hospedeiro pode levar a danos oxidativos nos tecidos do hospedeiro se tal não for compensado por um aumento da concentração de antioxidantes.[195]

Nos doentes com periodontite, é detectado um teor mais elevado de glutatião total com o kit de ensaio GR, e os valores são ainda mais elevados nos fumadores em comparação com os não fumadores. Este

pode dever-se a um mecanismo possível, nomeadamente os danos nos tecidos causados por espécies oxidantes do fumo do tabaco e a inflamação induzida pelo tabaco, para além da depleção direta de antioxidantes causada pelo fumo do cigarro.[195]

6. Melatonina:

A melatonina ou N-acetil-5-metoxitriptamina é uma hormona sintetizada e libertada principalmente na glândula pineal. É libertada durante a noite através da ativação pós-sináptica dos receptores b-adrenérgicos, o que lhe valeu o nome de "neurotransmissor noturno". A melatonina difunde-se passivamente através da corrente sanguínea para a saliva, e a melatonina salivar pode ser determinada de forma fiável. A relação entre a melatonina plasmática e a melatonina salivar num ciclo (24 horas) varia entre 0,24 e 0,33, o que significa que a concentração de melatonina na saliva corresponde a 24-33% do nível plasmático.[196]

A melatonina modula as respostas imunitárias, protege as células através de efeitos anti-inflamatórios (actua como antioxidante e eliminador de radicais livres), estimula a síntese de colagénio tipo I e promove a formação óssea. +Foi demonstrado que os doentes com periodontite que têm uma contagem de CD4 mais baixa tendem a ter níveis de melatonina mais elevados. Considerando que a população de células imunitárias aumenta quando as concentrações de melatonina aumentam com o aumento dos níveis do Índice Periodontal Comunitário, coloca-se a questão de saber o que faz com que a melatonina aumente num determinado momento e estimule o sistema imunitário do hospedeiro.[197]

Neste contexto, a melatonina tem duas funções que são de grande interesse para os dentistas:[196]

(i) a sua capacidade de eliminar os radicais livres, exercendo assim um efeito antioxidante (que ultrapassa claramente todos os antioxidantes conhecidos, como a vitamina C, E e a coenzima Q)

(ii) O efeito protetor celular da melatonina em situações inflamatórias estimula a regeneração óssea, favorecendo a produção de colagénio de tipo I e modulando a atividade dos osteoblastos e dos osteoclastos.

7. Neopterina:

A neopterina, um subproduto da via guanosina trifosfato-biopterina, é um derivado de pirazolopiridina que desempenha um papel ubíquo como marcador bioquímico da imunidade celular. In vitro, a neopterina promove a proliferação e a diferenciação de células progenitoras. É activada após estimulação celular por interferão e pode ser medida em fluidos como o GCF e a saliva.[197]

Os macrófagos activados produzem neopterina, o que também se pode aplicar aos nossos doentes, uma vez que se sabe que a infiltração e a ativação de macrófagos são caraterísticas da inflamação crónica, como a periodontite causada por bactérias patogénicas. Uma vez que a neopterina é um marcador da ativação dos macrófagos, colocamos a hipótese de que os níveis mais elevados de neopterina na periodontite podem refletir uma maior infiltração de macrófagos na lesão periodontal. A colagenase dos macrófagos pode desempenhar um papel importante na degradação do colagénio no processo da doença periodontal. Os níveis de neopterina podem ser um indicador destes mecanismos do hospedeiro que conduzem à destruição dos tecidos.[199]

Vrecko et al. mostraram que a concentração de neopterina em amostras de saliva de pacientes com periodontite tende a aumentar e correlaciona-se de forma estatisticamente significativa com o número de dentes afectados. A diminuição dos níveis de neopterina na saliva após o tratamento parece indicar a eficácia do tratamento.[199]

8. Cistatina C:

As cistatinas são inibidores fisiológicos das cisteína proteinases e estão amplamente distribuídas nos tecidos humanos e nos fluidos corporais. Com base nas suas caraterísticas estruturais e funcionais, as cistatinas podem ser classificadas em três famílias:[198]

- As cistatinas da família 1 (A e B) encontram-se principalmente a nível intracelular

- As cistatinas da família 2 (S, SA, SN, C) encontram-se principalmente a nível extracelular

- Família 3 As cistatinas são os cininogénios de elevado peso molecular.

A cistatina C, um inibidor básico da cisteína proteinase, tem sido implicada como uma proteína que controla a atividade extracelular da cisteína proteinase em condições de inflamação. A cistatina C humana partilha 54% de identidade de sequência com as cistatinas salivares humanas, está presente em todos os fluidos biológicos humanos analisados e é particularmente abundante nas células neuroendócrinas e na saliva. A origem dos níveis elevados da isoforma de cistatina S na saliva total é, sem dúvida, a glândula submandibular e, em menor grau, a glândula sublingual.[200]

O aumento dos níveis de cistatina C na saliva glandular de pacientes periodontais seria um fenómeno interessante, uma vez que é um inibidor muito melhor das catepsinas lisossomais B, H e L do que a cistatina S. Níveis aumentados de cistatinas na saliva de pacientes periodontais poderiam também fornecer proteção contra cisteína proteinases produzidas por *P. gingivalis*, uma bactéria periodontopática putativa. O aumento da atividade da cistatina na saliva na doença periodontal inflamatória é, pelo menos em parte, devido ao aumento da produção glandular das isoformas de cistatina S e cistatina C.[199]

Biomarcadores inflamatórios da periodontite no soro

A periodontite é uma infeção bacteriana mista e a colonização subgengival pelo biofilme da placa dentária desencadeia uma resposta sistémica de anticorpos. A presença de anticorpos séricos contra uma determinada espécie periodontal tem sido considerada um indicador do seu envolvimento no processo da doença e tem sido utilizada como um dos critérios para identificar o agente patogénico causador.[201]

Nos últimos 50 anos, a opinião predominante entre os dentistas e os médicos tem sido a de que as infecções periodontais se limitam ao periodonto marginal e, como tal, têm pouco impacto sistémico em indivíduos saudáveis. No entanto, descobertas mais recentes indicam que os doentes com periodontite têm um aumento da inflamação sistémica, como evidenciado pelos níveis séricos elevados de vários marcadores inflamatórios em comparação com populações de controlo não afectadas.[202]

Diagnosticar as fases activas da doença periodontal e identificar os pacientes em risco de doença ativa é um desafio tanto para os investigadores clínicos como para os médicos. Os avanços na investigação do diagnóstico da doença oral e periodontal estão a avançar para métodos que podem identificar e quantificar o risco periodontal através de medidas objectivas, como os biomarcadores. Estes biomarcadores da resposta do hospedeiro podem ser encontrados em amostras de soro e podem ser potencialmente utilizados como marcadores de diagnóstico.[203]

A identificação de possíveis factores de risco tem sido tradicionalmente feita por clínicos e investigadores que notaram que as pessoas com uma doença ou condição têm caraterísticas diferentes ou estão expostas a perigos ambientais diferentes dos das pessoas que não estão doentes. Foi sugerido que os doentes com periodontite podem ter níveis circulantes elevados de alguns marcadores inflamatórios.[204]

Os seguintes marcadores inflamatórios são encontrados no soro:

1. Ceruloplasmina:

O metabolismo do ferro é regulado pela transferrina e pela ceruloplasmina (CP). A CP é uma proteína plasmática de ligação múltipla ao cobre com atividade ferroxidase, que é necessária para a saturação da transferrina com iões férricos. A CP catalisa a conversão de iões ferrosos em iões férricos e facilita o fluxo líquido de ferro entre as células e os tecidos. As alterações do ferro sérico são frequentemente acompanhadas por alterações da PC sérica. A PC tem um efeito anti-inflamatório

Reagente que limita o stress oxidativo através da sua capacidade de eliminar os radicais anião superóxido.[205]

A inflamação local é caracterizada por hipóxia, que estimula a expressão do fator induzido por hipóxia (HIF)-1a, que regula a resposta dos tecidos à hipóxia. A CP é um alvo a jusante do HIF-1a e pode desempenhar um papel central na formação excessiva de superóxido em PMNs do sangue periférico fenotipicamente hiperactivos e preparados na periodontite agressiva localizada, quando expostos à hipoxia induzida pela inflamação local.[206]

A remodelação do ferro intracelular está associada à explosão oxidativa nos PMN, e este processo é regulado pela PC, que contém uma atividade ferroxidase necessária para a saturação dos iões férricos durante a transferência. Embora a CP possa atuar como agente anti-inflamatório ao limitar o stress oxidativo devido à sua capacidade de eliminar os radicais anião superóxido, a CP também pode atuar como molécula pró-inflamatória. Assim, a expressão e a atividade da CP nos PMNs e no soro de indivíduos diagnosticados com LAgP é significativamente mais elevada do que em indivíduos saudáveis. Se os PMNs forem a fonte de CP no soro do LAgP, é possível que os PMNs preparados no LAgP sejam ainda mais activados pela libertação de CP através de um mecanismo regulador autócrino.[205]

2. Anticorpos anti-cardiolipina:

A cardiolipina é um fosfolípido (difosfatidilglicerol) que se encontra principalmente na membrana mitocondrial interna, mas é também um componente menor das membranas dos mamíferos em geral. Em doenças com lesões mitocondriais, a cardiolipina pode desencadear uma reação de anticorpos. Os anticorpos antifosfolípidos são uma classe de auto-anticorpos encontrados em 1-5% da população sistematicamente saudável. Estes anticorpos também são normalmente detectados em doentes com lúpus eritematoso sistémico (LES) e síndrome de anticorpos antifosfolípidos

(SAAF).[207]

Níveis elevados destes anticorpos têm sido observados em várias situações, incluindo algumas doenças infecciosas, e também têm sido reconhecidos como um sinal de SAFP. Neste contexto, alguns achados recentes têm demonstrado que as infecções bacterianas e virais desempenham um papel na etiologia da SAAF através da indução da produção de ACLA. Deve ser mencionado que os doentes com SAAF são propensos a trombose, mas o mecanismo ainda não é claro.[208]

Por outro lado, existe uma semelhança entre os sintomas da SAAF e as consequências sistémicas atribuídas à infeção periodontal, tais como acidentes protrombóticos, resultados desfavoráveis na gravidez e abortos fetais. Embora as doenças infecciosas possam desempenhar um papel na produção de ACLA, também foi levantada a hipótese de que os pacientes com periodontite podem ter níveis mais elevados de ACLA em comparação com indivíduos periodontalmente saudáveis. Assim, o aumento dos níveis de ACLA poderia explicar a ligação entre doenças sistémicas, como os acidentes protrombóticos, e a periodontite. Assim, Taylor et al relataram que a eliminação da periodontite leva a uma diminuição dos marcadores trombóticos e inflamatórios, que são factores de risco para as doenças cardiovasculares.[209]

3. Interleucina 6:

A citocina interleucina-6 (IL-6) é um importante mediador da resposta do hospedeiro a lesões tecidulares e infecções. A IL-6 desempenha um papel importante na diferenciação das células B do sistema imunitário. Sabe-se também que esta citocina tem várias actividades biológicas, como o aumento da proliferação das células T e a aceleração da reabsorção óssea. Por conseguinte, é geralmente reconhecido que a IL-6 está envolvida no desenvolvimento de várias doenças inflamatórias, tais como a doença de Castleman, a artrite reumatoide, a psoríase e a glomerulonefrite proliferativa meníngea (MPG). Parece

existe uma correlação significativa entre os níveis de IL-6 medidos no tecido localmente inflamado e/ou no sangue periférico e a atividade da doença nestas doenças.[210]

A produção espontânea de IL-6 foi detectada em células mononucleares isoladas de tecido gengival inflamado de pacientes com periodontite. Recentemente, foram observadas células que expressam o ARNm da IL-6, tanto em linfócitos como em células não linfóides, em tecido gengival inflamado, mas não em tecido gengival saudável, através de hibridação in situ. Este facto sugere que a IL-6 é produzida nos tecidos gengivais inflamados e está envolvida no desenvolvimento ou progressão da periodontite. Até à data, muitos estudos investigaram a produção local e sistémica de IL-6 para elucidar o possível papel da IL-6 na patogénese da doença periodontal.[211]

A concentração de IL-6 no sangue periférico e em vários tecidos inflamatórios tem sido investigada em diferentes doenças. Relativamente à quantidade de IL-6 produzida pelas PBMC, foi referido que os doentes infectados com periodontite têm uma produção de IL-6 mais elevada do que os indivíduos saudáveis.[210]

4. Interleucina 18:

A interleucina (IL-18) é uma citocina pró-inflamatória pleiotrópica com um efeito estimulador nas respostas das células T helper 1 e T helper 2. A interleucina-18 (IL-18) é uma citocina da superfamília da IL-1 que se encontra sobre-regulada numa série de doenças crónicas diferentes, como a diabetes de tipo I, o lúpus eritematoso sistémico e a doença de Crohn.[215] Os efeitos biológicos da IL-18, que é produzida principalmente por macrófagos, incluem uma modulação profunda das células T que promove uma resposta Th1. Desempenha também um papel importante no desenvolvimento de respostas imunitárias inatas.[211]

A IL-18 está associada à ativação de neutrófilos e à modulação da produção de IL-1β. Os níveis séricos de IL-18 são mais elevados nos doentes com periodontite do que nos controlos saudáveis. Foi relatado que as células epiteliais orais, que formam a interface primária entre o hospedeiro e o agente patogénico, produzem IL-18 em resposta à estimulação por lipopolissacárido. Na periodontite, foi demonstrado que a IL-18 está associada a parâmetros inflamatórios locais e sistémicos e induz a produção de IL-1β e do fator de necrose tumoral α por monócitos e macrófagos.[211] Vários modelos animais experimentais foram associados a um aumento da expressão de IL-18, e a inibição da IL-18 levou a uma diminuição significativa do grau de inflamação em alguns destes modelos.[212]

Existe pouca informação sobre a presença e o papel da IL-18 no periodonto, para além do facto de ser constitutivamente expressa pelas células epiteliais da gengiva e produzida sob estimulação in vitro. No entanto, as correlações significativas observadas entre a IL-18 e as medidas periodontais, como a DP e a CA, podem indicar um possível papel da IL-18 na periodontite. A capacidade de outras células periodontais expressarem e produzirem IL-18 e a presença de citocinas nos tecidos periodontais e no FGC continuam por determinar e investigar.[211]

5. Resistina:

O tecido adiposo segrega várias moléculas bioactivas, como a leptina, a adiponectina e a resistina, que se resumem no termo "adipocinas". Estes produtos são segregados a partir do tecido adiposo e influenciam a resistência à insulina, mas também desempenham um papel na inflamação e nas reacções imunitárias. A resistina e a adiponectina são adipocinas recentemente descobertas com funções presumivelmente opostas na resistência à insulina.[213]

A resistina foi descoberta pela primeira vez na busca de medicamentos antidiabéticos conhecidos como tiazolidinedionas (TZDs). Os níveis séricos de resistina estão elevados em ratinhos obesos e

diminuída pelo tratamento com TZDs. Por conseguinte, a resistina foi originalmente descrita como um mediador da resistência hepática à insulina derivado dos adipócitos, e estudos iniciais em roedores sugeriram que a resistina é regulada positivamente na obesidade e pode estar envolvida no desenvolvimento da resistência à insulina. No entanto, estudos posteriores não conseguiram confirmar esta hipótese e mostraram uma expressão reduzida da resistina no tecido adiposo humano.[214]

Só se encontram concentrações muito baixas de resistina no tecido adiposo humano, ao passo que se detectam mais resistina nas células mononucleares do sangue periférico, nos macrófagos e na medula óssea, o que sugere o seu possível papel nos processos inflamatórios. Além disso, a periodontite é uma inflamação crónica e subclínica comum dos tecidos periodontais, com uma ampla distribuição de bactérias Gram-negativas em bolsas profundas. O aumento das concentrações circulantes de resistência pode dever-se ao envolvimento local de monócitos e macrófagos na inflamação periodontal. A estimulação de macrófagos in vitro com endotoxina ou citocinas pró-inflamatórias leva a um aumento significativo na produção de resistina. O aumento da concentração de resistina circulante desencadeado pela doença periodontal pode, portanto, ter origem tanto no tecido periodontal como no tecido adiposo.[214]

6. Adiponectina:

A adiponectina humana é uma proteína de 30 kDa com 247 aminoácidos. Esta citocina pertence à superfamília das proteínas de colagénio e é semelhante aos colagénios 8 e 10, bem como ao complemento c1q. O nível plasmático total de adiponectina em seres humanos situa-se normalmente entre 3-30 μg/ml. É produzida exclusivamente no tecido adiposo branco e a sua concentração no plasma é relativamente elevada em comparação com outras hormonas. O género e a origem étnica também influenciam os níveis de adiponectina. As mulheres têm geralmente níveis mais elevados do que os homens, e os caucasianos têm níveis mais elevados do que os indo-asiáticos com o mesmo IMC.[215]

Em contrapartida, a adiponectina diminui na obesidade, na diabetes de tipo 2 e nas doenças cardiovasculares. A adiponectina tem uma função anti-aterogénica, melhora a sensibilidade à insulina e reduz os ácidos gordos e os triglicéridos circulantes nos tecidos musculares e hepáticos. Além disso, a adiponectina está também associada à modulação das reacções inflamatórias. Diminui a resposta inflamatória mediada pelo fator de necrose tumoral alfa e inibe a atividade fagocítica dos macrófagos e a produção de TNF-alfa. Foi referido que a adiponectina regula negativamente as respostas das células semelhantes aos macrófagos aos ligandos dos receptores do tipo toll e inibe a formação de osteoclastos estimulada pelo lipopolissacárido de *Aggregatibacter actinomycetem comitans*.[215]

7. Molécula de adesão intercelular (ICAM):

A adesão celular é essencial para o desenvolvimento e manutenção de um sistema normal de defesa imunitária. A molécula de adesão intercelular-1 (ICAM-1; CD54), uma glicoproteína de superfície celular de 80-110KD e membro da família do supergene da imunoglobulina, actua como um ligando para os receptores de adesão de integrina de leucócitos CD11a/CD18 (LFA-1) e CD11b/CD18 (mac-1). O ICAM-1 é expresso em vários tipos de células e desempenha um papel importante nos mecanismos imunomediados, nomeadamente no processo de apresentação e reconhecimento de antigénios, na citotoxicidade dos linfócitos, no recrutamento e no direcionamento dos linfócitos.[216]

O ICAM-1 expresso à superfície é aparentemente libertado pelas células e depois circula como ICAM-1 solúvel (sICAM-1). Embora a fonte de sICAM-1 ainda não seja totalmente compreendida, pode ser libertada por células cancerosas e também por células mononucleares do sangue, células endoteliais e fibroblastos. Foi também encontrada uma forma solúvel de I CAM-1 (sICAM-1) que não possui a cauda citoplasmática nem a região transmembranar. A sICAM pode competir com a ICAM-1 membranosa pela ligação do LFA-1, pelo que pode bloquear o LFA-1 dos leucócitos e impedir o reconhecimento efetivo e a lise das células-alvo pelos agentes de ação.

leucócitos. Este fenómeno representa um mecanismo importante através do qual o tumor pode escapar à vigilância imunitária.[217]

Uma vez que as moléculas monoméricas de sICAM-1 têm uma afinidade e uma avidez significativamente inferiores em relação ao ligando principal CDI1Ia/CDlI8 (LFA-1l), em comparação com os dímeros de ICAM-1, os monómeros deveriam atravessar o endotélio vascular mais facilmente do que os dímeros de sICAM-1. Esta hipótese continua por testar e torna ainda mais urgente a caraterização da concentração aumentada de sICAM-1 nos fumadores a nível molecular. A contribuição tecidular local de sICAM pode ser relevante, embora as diferenças na expressão local de ICAM-1I no tecido gengival/bolsa entre fumadores e não fumadores pareçam ser relativamente pequenas.[218]

8. Moléculas de adesão de células vasculares (VCAM):

A molécula de adesão celular vascular-1 (VCAM-1) foi identificada pela primeira vez como uma proteína que aparece na superfície das células endoteliais quando estas são expostas a citocinas inflamatórias. Ao interagir com o seu contra-recetor de integrina VLA-4, a VCAM-1 medeia interações célula-célula que são importantes para a função imunitária. Quando as células endoteliais são activadas em resposta a citocinas, a expressão de moléculas de adesão celular como a molécula de adesão celular vascular-1 (VCAM-1) na superfície das células endoteliais aumenta significativamente.[219]

O VCAM-1 é altamente expresso nas células endoteliais em fases muito precoces da aterogénese. No entanto, os estudos histopatológicos em humanos não encontraram geralmente uma expressão elevada de VCAM-1, exceto em áreas de neovascularização da íntima. A alteração dos biomarcadores inflamatórios, como o sVCAM-1, é um fator importante e desempenha um papel crucial na aterogénese. As plaquetas activadas também podem estar envolvidas nestas etapas da aterogénese através da modulação da expressão genética das células endoteliais.[220]

9. Osteoprotegerina (OPG):

A morfogénese e a remodelação ósseas requerem a síntese de matriz óssea pelos osteoblastos e a sua reabsorção coordenada pelos osteoclastos. A osteoprotegerina (OPG), também conhecida como Fator de Inibição dos Osteoclastos (OCIF) ou Fator de Ligação dos Osteoclastos (OBF), é um fator-chave que inibe a diferenciação e a ativação dos osteoclastos, sendo por isso essencial para a reabsorção óssea. A osteoprotegerina é uma glicoproteína que pertence à família dos receptores do TNF. Como recetor solúvel "chamariz", a osteoprotegerina inibe a ligação do RANK ao RANKL, inibindo assim o recrutamento, a proliferação e a ativação dos osteoclastos.[221]

Além disso, vários factores que desencadeiam a reabsorção óssea não só aumentam a expressão de RANKL como também inibem a expressão de OPG nos osteoblastos/células estromais. A regulação negativa da OPG também foi observada no tecido periodontal inflamado, sugerindo que o RANKL está envolvido nos processos de destruição do tecido periodontal. Por outro lado, o rácio RANKL/OPG está aumentado na periodontite em comparação com indivíduos não doentes, sugerindo que esta interação molecular pode desempenhar um papel importante na modulação da perda óssea local. Verificou-se que o rácio RANKL/OPG estava significativamente elevado no soro de pacientes com periodontite em comparação com indivíduos saudáveis.[222]

10. Leptina:

A leptina (Ob), produto do gene Ob, é uma hormona peptídica de 16 kDa, não glicosilada, identificada originalmente em 1994 por Friedman e colegas, que lhe deram o nome de "leptina" com base na palavra grega "leptos", que significa "magro". Dado que a falta de leptina conduz a excessos alimentares e à obesidade, a leptina foi proposta como um fator de saciedade. A leptina é sintetizada principalmente nos adipócitos e em menor quantidade na placenta, nas células T, nos osteoblastos e no epitélio gástrico, que regulam o controlo do peso a nível central através do recetor correspondente no hipotálamo.[223]

O recetor da leptina é homólogo à família de receptores gp130, a subunidade de sinalização dos receptores de citocinas do tipo IL-6, apoiando a hipótese de que a leptina e a IL-6 podem ambas desempenhar um papel no processo inflamatório. A relação entre a IL-6 e a leptina na sépsis já foi referida. Embora tanto a IL-6 como a leptina sejam hipersecretadas durante a sépsis em humanos, o nosso estudo encontrou uma correlação negativa entre a concentração de leptina e a sobrevivência do doente e uma correlação positiva entre a IL-6 e a sobrevivência do doente, uma situação semelhante à da gengiva durante a progressão da doença periodontal. Uma hipótese atual relativamente à sobrevivência dos doentes com sépsis é que o mau resultado se deve à redução das concentrações de leptina no plasma, possivelmente afectando o sistema simpático e as funções imunitárias. Assim, concentrações gengivais relativamente elevadas de leptina podem proteger a gengiva da doença periodontal através de um mecanismo ainda desconhecido.[224]

11. Imunoglobulina G (IgG):

As imunoglobulinas G (IgG) são moléculas de anticorpos. Cada IgG é constituída por quatro cadeias peptídicas, duas cadeias pesadas γ e duas cadeias leves. Cada IgG tem dois locais de ligação a antigénios. Outras imunoglobulinas podem ser descritas como polímeros, sendo a estrutura IgG considerada um monómero. A IgG representa 75 % das imunoglobulinas do soro humano. As moléculas de IgG são sintetizadas e segregadas pelos plasmócitos B.[225]

Os anticorpos IgG são moléculas grandes, com cerca de 150 kDa, constituídas por 4 cadeias peptídicas. Contêm 2 cadeias pesadas idênticas de cerca de 50 kDa e 2 cadeias leves idênticas de cerca de 25 kDa, ou seja, uma estrutura quaternária tetramérica. As duas cadeias pesadas estão ligadas entre si e a uma cadeia leve cada uma por ligações dissulfureto. O tetrâmero resultante tem duas metades idênticas, que juntas formam a forma de Y Os anticorpos IgG estão predominantemente envolvidos na resposta imunitária secundária (o anticorpo principal

envolvido na reação primária é IgM). A presença de IgG específica corresponde geralmente à maturação da resposta de anticorpos. Subclasses de IgG humana: A IgG é o único isótipo que pode atravessar a placenta humana e, assim, proteger o feto no útero.[225]

Estudos imunopatológicos demonstraram que o tipo de infiltrado celular se altera à medida que a doença periodontal inflamatória progride nos seres humanos. Na fase de gengivite ligeira, predominam os linfócitos pequenos, que têm as caraterísticas de membrana dos linfócitos T do timo. À medida que a doença progride, parece expandir-se um pequeno foco de linfócitos portadores de imunoglobulinas IgG e de plasmócitos, observado pela primeira vez na junção epitelial sulcular-lâmina própria em secções gengivais de doentes com gengivite ligeira. Na periodontite, o número de células plasmáticas excede frequentemente o número de linfócitos infiltrados. A maioria dos plasmócitos e linfócitos portadores de IgG na periodontite possuem imunoglobulinas associadas às células das subclasses IgGI, IgG3 ou IgG4.[226]

12. Osteocalcina:

A osteocalcina, uma proteína de matriz não colagénica de 49 aminoácidos proveniente de tecido calcificado, é sintetizada pelos osteoblastos. Foi postulado que desempenha um papel tanto na reabsorção óssea como na mineralização. É atualmente descrita como o marcador mais específico da função dos osteoblastos e foi identificada como o melhor marcador atual no plasma para a perda óssea espontânea em mulheres pós-menopáusicas não tratadas. A localização da osteocalcina em todo o periodonto humano, incluindo a gengiva, o ligamento periodontal, o cemento e o osso alveolar, foi investigada. Foi detectada a presença de osteocalcina no osso alveolar, no cemento e no ligamento periodontal, bem como uma elevada expressão de osteocalcina nos fibroblastos do ligamento periodontal. Uma vez que a osteocalcina pode desempenhar um papel

desempenha um papel importante na cementogénese, na diferenciação dos osteoblastos e na mineralização óssea, podendo expressar o metabolismo do tecido duro.[227]

A osteocalcina circula em concentrações nanomolares no sangue e demonstrou ser uma medida da renovação óssea. A concentração de osteocalcina no osso está numa relação molar de 1:1 com o colagénio e numa relação constante com a hidroxiapatite. As propriedades moleculares e reguladoras relacionadas da osteocalcina são o facto de ter uma associação dependente com a superfície cristalina da hidroxiapatite, e existe a hipótese de que as alterações na sua ligação à hidroxiapatite possam contribuir para a regulação da homeostase do cálcio. Além disso, apresenta uma atividade quimio-atrativa para células progenitoras de osteoclastos, monócitos periféricos humanos e macrófagos.[228]

Biomarcadores inflamatórios para a periodontite no tecido gengival

O local onde ocorre o verdadeiro processo inflamatório é o tecido gengival. Estes tecidos inflamados são, por conseguinte, uma fonte rica destes mediadores bioquímicos da inflamação, que podem ser utilizados como uma ferramenta de diagnóstico da doença periodontal. Os seguintes biomarcadores podem ser analisados a partir de tecido gengival inflamado.

1. Proteínas de ligação ao fator de crescimento semelhante à insulina:

As proteínas de ligação ao fator de crescimento semelhante à insulina (IGFBPs) são uma família de seis proteínas circulantes que se ligam aos factores de crescimento semelhante à insulina I e II (IGFI e II) com elevada afinidade para controlar a sua distribuição, função e atividade em várias células, tecidos e fluidos corporais, modulando assim os seus efeitos metabólicos e mitogénicos. O fígado é a principal fonte de IGFs e IGFBPs circulantes. Muitas condições patológicas resultam em alterações na expressão e concentração de IGFBP em vários tecidos.[229]

A IGFBP-5 é produzida localmente em todos os tecidos e desempenha um papel importante na redução da apoptose e no aumento da proliferação. A

IGFBP-5, uma glicoproteína de 29 kD, potencia o efeito do IGF-I em células musculares lisas, fibroblastos e osteoblastos. Foram encontradas concentrações elevadas de ARNm de IGFBP-5 em fibroblastos, células de giloblastoma, células musculares esqueléticas, osteoblastos e condrócitos. A IGFBP-5 também se liga com elevada afinidade a componentes da matriz extracelular (ECM), protegendo-a da proteólise. A expressão do ARNm da IGFBP-5 em amostras de tecido com periodontite crónica e aumento gengival induzido por fármacos é mais elevada do que em tecidos não inflamados. Por outro lado, a expressão do ARNm da IGFBP-5 está significativamente aumentada em amostras de tecido com aumento gengival induzido por fármacos em comparação com a periodontite crónica.[230]

As IGFBPs contribuem para a propagação do fenótipo fibrótico e desempenham um papel na fase inicial da fibrose quando o fator inflamatório não é controlado. Isto também é apoiado por outros resultados que mostram níveis aumentados de ARNm de IGFBP-5 na pele fibrótica de doentes com esclerose sistémica.[230]

2. Trombomodulina:

A trombomodulina (TM) é uma proteína de superfície das células endoteliais com uma elevada afinidade para a trombina e importantes funções reguladoras na hemostase. A trombina livre converte o fibrinogénio em fibrina, mas também tem outros efeitos pró-coagulantes, tais como a ativação das plaquetas e dos factores de coagulação V, VIII e XIII. Após a ligação à TM, a trombina perde a sua capacidade de ativar as plaquetas, o fator V e o fator XIII, e também já não desencadeia a coagulação do fibrinogénio. Em vez disso, a trombina ligada à MT apresenta fortes propriedades anticoagulantes, que são particularmente expressas na ativação da proteína C, uma serina proteinase dependente da vitamina K.[231]

A proteína activada pode, por sua vez, inativar os factores Va e VIIIa através de uma proteólise limitada, servindo assim para regular a formação de trombina através de mecanismos de feedback negativo. A hemorragia gengival ocorre frequentemente na gengivite crónica e na periodontite. A trombina é formada nos locais de coagulação e inflamação nas doenças periodontais. A trombomodulina nas células endoteliais tem uma afinidade muito elevada para formar um complexo 1:1 não covalente com a trombina. A trombina ligada à trombomodulina tem um efeito de feedback negativo na cascata anticoagulante.[232]

O padrão de imunoreactividade nas amostras gengivais sugere que a trombomodulina associada aos queratinócitos pode atuar independentemente dos efeitos relacionados com a trombina na diferenciação fenotípica dos queratinócitos. Na periodontite, a trombomodulina pode ter o potencial de reduzir a inflamação através da ligação à trombina. Foi demonstrado que a expressão da trombomodulina nas células endoteliais é reduzida por citocinas inflamatórias.[232]

3. Óxido nítrico sintase (NOS):

O óxido nítrico (NO), que é formado pela NO sintase (NOS) a partir da L-arginina, é também produzido por muitos tipos de células. Foram isoladas, purificadas, clonadas e expressas várias isoformas de NOS. A endotoxina ou as citocinas induzem os macrófagos, o músculo liso vascular e outras células a exprimir uma isoforma da NOS [NOS induzível (iNOS); independente do cálcio], que desempenha um papel importante na citotoxicidade dos macrófagos activados através da produção de NO e contribui para a insuficiência circulatória associada ao choque devido a sépsis ou hemorragia. O NO é um potente vasodilatador e contribui para a formação de edema na inflamação aguda. O edema induzido pela substância P é mediado pela libertação de NO.[233]

Sabe-se que o NO desempenha um papel na inflamação aguda e crónica. Os neutrófilos orais humanos são totalmente funcionais e produzem maiores quantidades de NO do que as células do sangue periférico.

neutrófilos. Foi também referido que a infeção bacteriana induz a NOS nos neutrófilos humanos. Por conseguinte, pode especular-se que o NO pode estar envolvido na patogénese da periodontite. Foi relatado que a periodontite aumenta a produção local de NO nos tecidos periodontais de ratos. O lipopolissacárido (LPS) é um componente essencial das doenças infecciosas bacterianas Gram-negativas, incluindo a periodontite. O LPS de bactérias Gram-negativas tem demonstrado ser um importante estimulador da produção de NO numa variedade de células humanas e animais. Foi documentado o envolvimento de *Actinobacillus actinomycetemcomitans* na patogénese da LPGP. O LPS de *Actinobacillus actinomycetemcomitans* induz uma produção significativa de NO. Este facto sugere que o NO pode estar envolvido nas respostas celulares da LAgP.[234]

4. Calbindin:

A calbindina-D28k, uma proteína de ligação ao cálcio com um peso molecular de aproximadamente 28000, foi originalmente isolada da mucosa intestinal de pintos. A calbindina-D28k pertence a uma família de proteínas de ligação ao cálcio que inclui a calmodulina, a parvalbumina, a troponina C e a S 100. Este grupo de proteínas contém o motivo comum de ligação ao ião cálcio conhecido como domínio EF-hand. A calbindina-D28k foi detectada em várias espécies e em muitos tecidos, incluindo rim, osso, pâncreas e cérebro. O papel funcional da calbindina-D28k ainda não é claro. Foi descrita como uma proteína transportadora que facilita o transporte transcelular de cálcio, como uma proteína tampão que impede que a concentração intracelular de cálcio atinja níveis tóxicos durante o transporte de cálcio, como um modulador da secreção de insulina e como um inibidor da apoptose.[235]

A proteína de ligação ao cálcio calbindina-D28k, que inicialmente se pensava facilitar a difusão do cálcio no intestino e nos rins, encontra-se agora também em muitos outros tecidos, incluindo os ossos, o pâncreas e os rins.

ameloblastos do germe dentário e desempenha um papel importante na proteção contra a morte celular apoptótica. A calbindina-D28k protege contra a apoptose dos osteoblastos induzida pelo TNF. O mecanismo envolve a inibição da atividade da caspase-3.

O CB também desempenha um papel importante na homeostase e na proteção dos fibroblastos periodontais contra forças mecânicas, especialmente forças oclusais. O CB também desempenha funções citoprotectoras nos fibroblastos periodontais contra alterações na força de oclusão, ao tamponar as concentrações intracelulares de cálcio.[236]

5. Adenosina:

A adenosina é um nucleósido purínico endógeno que, após a sua libertação das células ou após a sua formação extracelular, se difunde para a membrana celular das células circundantes, onde se liga a estruturas específicas da superfície celular que a reconhecem, os chamados receptores de adenosina. A adenosina é libertada pelas células B, pelos fibroblastos e pelas células endoteliais. Existem quatro tipos de receptores de adenosina, todos eles pertencentes à família dos receptores acoplados à proteína G. Os genes destes receptores foram analisados em pormenor e são designados por A1, A2A, A2B e A3. Embora a adenosina esteja constitutivamente presente em baixas concentrações no espaço extracelular, o seu nível extracelular aumenta drasticamente em condições de stress metabólico.[237]

A adenosina está elevada nas lesões inflamatórias e os agentes reguladores da adenosina modulam a inflamação. A adenosina inibe a libertação de citocinas induzida por LPS pelos monócitos/macrófagos. Além disso, a adenosina reduz a formação de metabolitos de oxigénio e atrasa a apoptose e a fagocitose nos neutrófilos. O efeito da adenosina na produção de IL 6 é observado a uma concentração superior a 10 mM. A adenosina está envolvida em várias vias de sinalização devido à ligação aos seus parceiros de ligação

receptores. Aumenta igualmente a acumulação de AMPc nos fibroblastos gengivais humanos.[238]

A adenosina também aumenta a produção de IL 6 pelos fibroblastos gengivais humanos através da estimulação da via de sinalização do AMPc. Estes fibroblastos gengivais humanos exprimem os receptores A1, A2a e A2b, mas não os receptores A3. Assim, é formulado que são os receptores A2 que estimulam efetivamente a produção de IL 6 nos fibroblastos gengivais humanos após um aumento dos níveis intracelulares de AMPc.[238]

6. Fator de crescimento de fibroblastos:

O fator básico de crescimento dos fibroblastos (bFGF) ou FGF-2 é um potente fator de crescimento esquelético sintetizado pelas células osteoblásticas e armazenado na matriz óssea. O bFGF é mitogénico para as células da linhagem osteoblástica e estimula a formação óssea endosteal em ratos jovens e idosos, sugerindo que pode promover a formação óssea. De facto, o bFGF inibe a função diferenciada dos osteoblastos e diminui a expressão de uma série de proteínas que são importantes marcadores da formação óssea, como o colagénio tipo I e a fosfatase alcalina. Além disso, o bFGF pode ativar a reabsorção óssea, como sugerido pela sua estimulação da libertação de cálcio das culturas de ossos longos. Assim, o bFGF é um fator pleiotrópico que medeia aspectos da formação e reabsorção óssea.[239]

O bFGF é uma proteína básica com um pH de 9,6 e um peso molecular de 17.000, sendo um mitogénio extremamente potente. O bFGF está também associado a vários efeitos fisiológicos, por exemplo, indução embriogénica da mesoderme, angiogénese, proliferação de condrócitos e formação de matriz extracelular. A aplicação tópica de bFGF exógeno em defeitos ósseos alveolares preparados experimentalmente melhora a regeneração periodontal nestes locais. Pode acelerar a regeneração periodontal ideal sem causar anquilose e recessão epitelial.[240]

7. fator de crescimento derivado de plaquetas (PDGF):

O fator de crescimento derivado das plaquetas (PDGF) é um fator de crescimento polipeptídico catiónico estável ao calor que é essencial para o crescimento das células do tecido conjuntivo em cultura. É armazenado nos grânulos alfa das plaquetas sanguíneas e é libertado durante a coagulação sanguínea. No plasma pobre em plaquetas, não está presente ou está presente apenas em quantidades vestigiais, razão pela qual o plasma, por si só, não é capaz de estimular a replicação do ADN e a divisão celular de células normais em cultura. A adição de PDGF restaura a capacidade do plasma para estimular o crescimento das células em cultura. O PDGF foi originalmente isolado do soro humano completo e, mais tarde, das plaquetas humanas. O PDGF não reduzido tem um peso molecular entre 32 000 e 35 000, determinado por eletroforese em gel de NaDodSO4/poliacrilamida.[241]

Este fator de crescimento é também um quimioatractor para fibroblastos e células inflamatórias e estimula também a produção de componentes da matriz. Por conseguinte, é considerado um componente importante que regula os processos envolvidos na cicatrização periodontal, tais como a aceleração do fecho da ferida, a formação de tecido de granulação e a velocidade de cicatrização da ferida. Os isómeros deste fator de crescimento estão presentes de forma constritiva no epitélio sulcular não lesionado. A presença deste fator nos locais das feridas iniciais e a sua posterior diminuição durante a cicatrização indicam que está envolvido na inflamação precoce.[242]

Embora tanto o PDGF-alfa como o PDGF-beta estejam envolvidos na cicatrização precoce de feridas, o PDGF-beta pode ser relativamente mais importante em eventos posteriores, como o crescimento de fibroblastos e a síntese de matriz. Isto sugere que o epitélio gengival pode desempenhar um papel importante na reparação periodontal através da libertação de cadeias de PDGF-A e PDGF-B nos locais lesionados.[242]

8. Catepsina G:

A catepsina G é uma das três serino-proteinases mais importantes da família das quimotripsinas que se encontram nos grânulos azurófilos dos neutrófilos polimorfonucleares humanos (PMN). As outras duas são a elastase neutrofílica humana (HNE) e a proteinase 3 (mieloblastina). As três enzimas são libertadas pelos neutrófilos activados simultaneamente e em resposta aos mesmos estímulos nos locais inflamatórios. Está envolvida na degradação do tecido conjuntivo, na regulação da bioatividade das citocinas e na inibição da ativação celular induzida pela trombina. A catepsina G está também envolvida numa série de outras funções, incluindo a ativação plaquetária, a proteólise dos factores de coagulação do sangue, a formação de angiotensina II, a atividade quimiotáctica nos monócitos e a atividade bactericida.[243]

Tem também a capacidade de decompor os componentes do tecido gengival, como o colagénio, e é segregado nos espaços extracelulares de forma significativa em resposta a vários estímulos. Também foi detectada no tecido conjuntivo gengival inflamado de doentes periodontais. A catepsina G também é conhecida por degradar a imunoglobulina G e M, bem como o fibrinogénio. Quando esta enzima é inadequadamente regulada a nível extracelular, o tecido conjuntivo gengival inflamado parece ser patologicamente degradado pelo aumento das actividades proteolíticas desta enzima.[244]

Se esta enzima funcionar intracelularmente, é mais provável que esta enzima proteja o organismo do ataque de vários estímulos inflamatórios. Assim, a expressão e a localização da catepsina G na gengiva inflamada aumentam com a gravidade da inflamação periodontal, sugerindo um possível envolvimento na degradação do tecido conjuntivo inflamado na gengiva.[244]

9. Inibidores tecidulares das mettaloproteinases:

Os inibidores tecidulares das metaloproteinases (TIMP) podem inibir a atividade das MMP para controlar a degradação da MEC mediada pelas metaloproteinases da matriz (MMP). Verifica-se um equilíbrio perturbado entre as MMP e os TIMP em várias condições patológicas, como o cancro, a artrite reumatoide e a periodontite. O primeiro TIMP foi descrito em 1975 como uma proteína capaz de inibir a atividade da colagenase no meio de cultura de fibroblastos humanos e no soro humano. Desde então, foram descobertos três novos TIMP em diferentes espécies, denominados TIMP-2, -3 e -4, respetivamente. A primeira função biológica conhecida dos TIMP, que levou à sua descoberta, é a inibição das colagenases. Os TIMP-1 e TIMP-2 foram identificados como potentes factores de crescimento para uma variedade de células.[245]

Nos tecidos periodontais saudáveis, as concentrações de TIMP são geralmente mais elevadas do que nos tecidos periodontais inflamados, nos quais as concentrações de MMP excedem as concentrações de TIMP. Quanto mais grave for a inflamação, mais baixas serão as concentrações de TIMP ativo. A expressão do TIMP 1 não é influenciada pelas proteases bacterianas. Além disso, os fibroblastos no tecido periodontal inflamado também são activados e começam a produzir metaloproteinases latentes, ativador do plasminogénio e TIMP. Até à data, o TIMP 1 foi imunolocalizado em células do tecido conjuntivo em locais de remodelação dos tecidos em culturas de biópsias gengivais de doentes com periodontite. O TIMP encontra-se em células endoteliais, células mononucleares e macrófagos, particularmente no tecido conjuntivo da bolsa.[246]

O TIMP 2 tem um efeito inibidor mais forte sobre as gelatinases e a colagenase neutrofílica do que o TIMP 1. Observam-se células que expressam o ARNm do TIMP no tecido conjuntivo gengival à volta dos capilares, o que sugere o seu papel na angiogénese.[246]

10. CD44:

O CD44 é uma família de glicoproteínas integrais da membrana celular com múltiplas funções. A mais importante destas funções é o seu envolvimento nas interações célula/célula e célula/matriz, incluindo a agregação celular, a sinalização, a migração celular, a retenção da matriz pericelular e outras. Uma caraterística é a sua função como moléculas co-estimuladoras para a indução de funções efectoras nas células T. A CD44 está também envolvida na proliferação celular, na diferenciação e na angiogénese. A molécula é normalmente expressa nos tecidos epiteliais, mesoteliais e hematopoiéticos e está envolvida em várias doenças, como o cancro, a artrite, as doenças arteriais inflamatórias, a periodontite e outras. O CD44 é uma proteína transmembranar de passagem única que possui quatro domínios funcionais. Um dos domínios extracelulares interage com o glicosaminoglicano hialuronano da matriz.[247]

Foi demonstrado que o CD44 interage com várias matrizes extracelulares, como o hialuronato, o colagénio, a fibronectina e a serglicina. O CD44 abundante expresso nas células linfóides é referido como a forma hematopoiética do CD44. As moléculas CD44 também são expressas por fibroblastos gengivais humanos, o que sugere que desempenham um papel importante não só nos tecidos periodontais normais, mas também nos doentes.[248]

A imunoprecipitação e a análise por Northern blot mostram a heterogeneidade do CD44 entre os diferentes tipos de células, tanto a nível das proteínas como do ARNm. Para analisar em pormenor a expressão da isoforma CD44, são efectuados RT-PCR e Southern blotting. Estudos sobre a CD44 mostram que a expressão desta proteína desempenha um papel importante na metástase tumoral em alguns carcinomas e também na resposta imunitária normal.[249]

11. Angiopoietina (Ang):

A angiopoietina-1 (Ang1) é uma glicoproteína oligomérica segregada e, juntamente com a Ang2 e a Ang3/4, pertence à família dos factores de crescimento angiopoietina. Estes ligandos ligam-se ao Tie2, um dos dois receptores tirosina-quinases (o outro é o Tie1) que formam a família dos receptores Tie, que se exprimem principalmente no endotélio vascular. As famílias angiopoietina e Tie desempenham um papel importante nas fases finais do desenvolvimento vascular e na vasculatura adulta, onde controlam a remodelação e a estabilização vasculares. A Ang1 é necessária para a correta organização e maturação dos vasos recém-formados e promove a quiescência e a integridade estrutural dos vasos adultos. [249]Estudos recentes ( ) demonstraram que a Ang1 tem efeitos potentes nos vasos adultos, incluindo a promoção da sobrevivência dos vasos, a inibição da fuga vascular e a supressão da expressão de genes inflamatórios.[249]

A angiopoietina-1 é também um mediador anti-inflamatório que está envolvido no desencadear de doenças inflamatórias. Contraria a inflamação nas células endoteliais desencadeada pelo fator de crescimento endotelial vascular e, ao mesmo tempo, tem um efeito adicional na vascularização. Reduz igualmente a secreção de moléculas de adesão, como as ICAM e as VCAM. Possui propriedades anti-inflamatórias, uma vez que inibe a secreção de endotelina, o que reduz a inflamação ao diminuir a síntese de citocinas pró-inflamatórias, originalmente aumentada pela endotelina. [250]

Verificou-se que as concentrações de Ang-1 eram mais baixas na gengiva inflamada do que na gengiva normal, sugerindo que pode ser um fator que determina a gravidade da doença periodontal. [250]

12. Proteína inflamatória de macrófagos 1 ALPHA (MIP 1 a):

As proteínas inflamatórias de macrófagos (MIP) pertencem à família das citocinas quimiotácticas conhecidas como quimiocinas. Nos seres humanos, existem duas formas principais, MIP-1α e MIP-1β, atualmente conhecidas oficialmente como CCL3 e CCL4, respetivamente. Ambos são factores importantes produzidos pelos macrófagos depois de serem estimulados com endotoxinas bacterianas. Activam os granulócitos humanos (neutrófilos, eosinófilos e basófilos), o que pode levar a uma inflamação neutrofílica aguda. Também induzem a síntese e a libertação de outras citocinas pró-inflamatórias, como a interleucina 1 (IL-1), a IL-6 e o TNF-α a partir de fibroblastos e macrófagos. Os genes para CCL3 e CCL4 estão ambos localizados no cromossoma humano 17.[251]

O MIP 1 alfa desempenha um papel importante na indução e modulação das respostas inflamatórias e imunitárias, uma vez que as células positivas para o MIP 1 alfa são mais abundantes do que para outras quimiocinas num estado inflamatório no tecido periodontal. Recentemente, o papel do MIP 1 alfa tem sido sugerido como um possível marcador de periodontite agressiva. A produção mais elevada desta quimiocina nos fibroblastos gengivais é observada em concentrações mais baixas de lipopolissacáridos.[252]

13. Fator derivado do estroma 1 (SDF-1):

O Stromal Derived Fator-1 (SDF-1a e b ou CXC chemokine ligand 12 CXCL12) é um potente quimioatractor que pertence à família das quimiocinas C-X-C e foi originalmente isolado de uma linha de células estromais da medula óssea do rato. Foram descritas pelo menos duas espécies de SDF-1, que foram criadas por splicing alternativo do gene SDF-1/CXCL12 e têm actividades biológicas semelhantes. O SDF-1a é expresso em muitos tecidos durante o desenvolvimento, incluindo o epitélio que envolve o botão dentário em desenvolvimento. O SDF-1a é um quimioatractor potente para as células hematopoiéticas, incluindo os neutrófilos, e demonstrou facilitar a sua transmigração.

através das barreiras das células endoteliais. No entanto, as células endoteliais vasculares de outros tecidos, como os ductos pulmonares, podem não segregar SDF-1a. Isto sugere que o SDF-1a é expresso seletivamente pelas células endoteliais em determinados tecidos, talvez em resposta a uma sinalização específica ou a danos nos tecidos. [253]

É também uma citocina quimiotáctica para leucócitos, incluindo neutrófilos, monócitos, linfócitos e células hemoprogenitoras. Durante a periodontite, a produção desta citocina pelos fibroblastos gengivais é drasticamente reduzida. Esta diminuição pode contribuir para o processo da doença, uma vez que a produção de citocinas pró-inflamatórias, como a IL 6, parece aumentar.[252]

CAPÍTULO 8 **CONCLUSÃO**

Os actuais critérios de diagnóstico clínico, que foram introduzidos há quase meio século, continuam a servir de base para o diagnóstico oral na prática clínica atual. A evolução ao longo do tempo trouxe-nos agora para a era dos biomarcadores. Este é um novo paradigma para o diagnóstico dentário que é de grande benefício no tratamento de pacientes com doenças dentárias. Os biomarcadores são moléculas reveladoras que podem ser utilizadas para monitorizar o estado de saúde, o início da doença, a resposta ao tratamento e o resultado. Estes biomarcadores podem ser obtidos a partir de componentes do sangue, como o soro ou o plasma. No entanto, como se trata de um procedimento invasivo, outros fluidos corporais, como a saliva e o FGC, estão também a ser considerados como potenciais fontes de biomarcadores. A natureza simples e não invasiva da recolha de saliva e o desenvolvimento de ensaios altamente sensíveis fizeram dos biomarcadores salivares um futuro promissor para o diagnóstico dentário.

Na prática clínica, são utilizados diferentes tipos de biomarcadores para detetar doenças e prever resultados clínicos. Embora o termo "biomarcador" seja mais comummente utilizado na investigação biomédica, não é claro quando foi utilizado pela primeira vez na investigação biomédica. Embora a palavra "biomarcador" tenha sido cunhada na década de 1960, a primeira utilização num título de artigo de jornal (com base numa pesquisa no PubMed) data de l980. O termo biomarcador é composto por "biológico" e "marcador" e, embora pareça simples, evoluiu para descrever uma vasta gama de substâncias químicas e fenómenos fisiológicos. As avaliações e medições biológicas para avaliar a doença humana têm sido praticadas desde a antiguidade, como se pode ver nos escritos dos antigos egípcios. Não é de surpreender que os biomarcadores clinicamente úteis tenham evoluído ao longo do tempo, reflectindo os avanços científicos e tecnológicos dos últimos séculos.

Durante muitos anos, o diagnóstico da doença periodontal baseou-se em medidas clínicas e radiográficas da gravidade da doença. Embora a avaliação da inflamação dos tecidos, a profundidade do sulco periodontal e a evidência radiográfica de perda óssea alveolar estejam sujeitas a alterações, estes parâmetros continuam a constituir a base da abordagem clínica à avaliação do doente. Contudo, nos últimos anos, a periodontologia começou a investigar métodos completamente diferentes de avaliação da doença. Estas abordagens podem ser referidas como avaliação da doença periodontal baseada na patogénese.

Diagnosticar as fases activas da doença periodontal e identificar os pacientes em risco de doença ativa é um desafio tanto para os investigadores clínicos como para os clínicos. A resposta do hospedeiro na doença periodontal inclui aspectos da resposta inflamatória aguda, da resposta imunitária humoral e da resposta imunitária celular. Os mediadores que representam cada um destes sistemas têm sido investigados como testes de diagnóstico da doença periodontal.

Os avanços na investigação sobre o diagnóstico da doença oral e periodontal estão a avançar para métodos que podem identificar e quantificar o risco periodontal utilizando medidas objectivas como os biomarcadores. Estes biomarcadores da resposta do hospedeiro encontram-se no fluido crevicular gengival, na saliva e em amostras de soro e podem ser potencialmente utilizados como marcadores de diagnóstico.

A cárie dentária é considerada uma doença infecciosa multifatorial causada por interações complexas entre bactérias formadoras de ácido, hidratos de carbono fermentáveis e muitos factores do hospedeiro, incluindo a saliva. Atualmente, a cárie é tratada principalmente através de medidas de restauração, que nem sempre proporcionam resultados óptimos e satisfatórios. A avaliação do risco de cárie permite estimar a probabilidade de ocorrência de cárie, ou seja, o número de novas lesões de cárie ou lesões incipientes num determinado período, bem como a probabilidade de alterações no tamanho ou na atividade das lesões de cárie. Ao avaliar com exatidão o risco de cárie, os pacientes com elevado risco de cárie podem ser identificados para terapias preventivas e para melhorar a eficácia do tratamento. A identificação de proteínas salivares como biomarcadores de cáries dentárias permitiria classificar uma pessoa como propensa a cáries se estivesse presente um biomarcador salivar. Nesta base, a pessoa em causa poderia participar num programa de saúde oral para controlar os seus hábitos alimentares e de higiene, a fim de prevenir o desenvolvimento de cáries. O papel da saliva e dos seus componentes biológicos tem sido estudado em pormenor devido à sua potencial importância na cárie dentária, que precisa de ser aprofundada para determinar os biomarcadores de cárie. Os biomarcadores de cárie podem ser identificados na saliva, que pode ser determinada pela taxa de fluxo salivar, consistência, composição, capacidade de tamponamento e carga microbiana.

O cancro da cavidade oral tornou-se um problema de saúde pública alarmante, uma vez que as taxas de incidência e mortalidade estão a aumentar em todo o mundo. Por conseguinte, a introdução de novos métodos de rastreio e de deteção precoce que possam reduzir a morbilidade e a mortalidade associadas a esta doença é da maior importância. Os métodos sensíveis e

Os biomarcadores específicos para o cancro da cavidade oral são provavelmente os mais eficazes para o rastreio, o diagnóstico, o estadiamento e o acompanhamento desta temível neoplasia maligna. Ao contrário de outros cancros profundos, o cancro oral está localizado na cavidade oral. O contacto direto entre a saliva e as lesões do cancro oral torna, por isso, a medição dos marcadores tumorais na saliva uma alternativa atraente aos testes no soro e nos tecidos. Os cientistas têm procurado abordagens alternativas que possam ser úteis no diagnóstico precoce e, em última análise, melhorar a mortalidade por cancro oral. Além disso, é essencial uma melhor compreensão da natureza biológica desta doença agressiva. Os esforços para compreender melhor a biologia básica da doença estão a aumentar constantemente. Estes esforços têm-se centrado na identificação de indicadores biológicos para a deteção precoce da natureza molecular e da agressividade desta doença. Os recentes avanços na investigação do cancro oral conduziram ao desenvolvimento de ferramentas de diagnóstico potencialmente úteis a nível clínico e molecular para a deteção precoce e um melhor tratamento do cancro oral. No entanto, o cancro oral continua a ser um grande desafio e, apesar da disponibilidade generalizada de todos os avanços, não se registaram progressos tangíveis na deteção precoce desta doença. Uma forma de alargar o leque de opções de diagnóstico para os tumores orais primários e as recidivas consiste em monitorizar a concentração de marcadores tumorais circulantes que tenham sensibilidade e especificidade adequadas.

Os biomarcadores adquiriram um enorme valor e interesse científico e clínico na prática médica. Os biomarcadores são potencialmente úteis em todo o espetro do processo de doença. Antes do diagnóstico, os marcadores podem ser utilizados para o rastreio e a avaliação do risco. Durante o diagnóstico, os marcadores podem determinar o estadiamento, a categorização e a escolha da terapêutica inicial. Durante o tratamento, podem ser utilizados para monitorizar a terapêutica, selecionar terapêuticas adicionais ou monitorizar a doença recorrente. Os avanços na genómica, na proteómica e na patologia molecular deram origem a numerosos candidatos a biomarcadores com potencial utilidade clínica. No futuro, a integração de biomarcadores identificados com a ajuda de novos

A integração das tecnologias na prática médica será necessária para conseguir a "personalização" do tratamento e da prevenção das doenças.

REFERÊNCIAS

1. Wagner J. The Framework for Biomarker Evaluation: Recommendations 1 and 2. Instituto de Medicina das Academias Nacionais.
2. Decaprio AP. Toxicological Biomarkers. Taylor and Francis Group New York, Introduction to Toxicologic Biomarkers 2006:1-15.
3. Socransky SS, Haffajee AD. A etiologia bacteriana da doença periodontal destrutiva: conceitos actuais. J Periodontol 1992;63:322-331.
4. Armitage GC. O exame periodontal completo. Periodontol 2000 2004;34:22-33.
5. Armitage GC. Doença periodontal: Diagnóstico. Ann Periodontol 1996;1:207-215.
6. Ayre AP, Soni D, Shimpi S. Biomarkers in drug discovery and development:from target identification through drug marketing. Int J Pharm Phytopharmacol Res 2011;1:28-34.
7. Ahmad TH, Abdalla M, Ahmad YH. Potenciais candidatos a biomarcadores de proteínas urinárias para a deteção precisa do cancro da próstata em doentes com hiperplasia benigna da próstata. J Cancer 2014;5:103-114.
8. Vaidya VS, Bonventre JV. Biomarkers:In Medicine, Drug Discovery and Environmental Health. Wiley Pub 2010:3-5.
9. Breasted J. The Edwin Smith Surgical Papyrus Chicago IL:The University of Chicago Press;1930.
10. Berger D. Uma breve história do diagnóstico médico e o nascimento do laboratório clínico. Parte 1 - Da Antiguidade ao século XIX. MLO Med Lab Obs 1999;31:28-30,32,34-40.
11. Pardalidis N, Kosmaoglou E, Diamantis A, Sofikitis N. Uroscopy in Byzantium (330-1453 AD). J Urol 2008;179:1271-1276.
12. Armstrong JA. Urinálise na cultura ocidental: uma breve história. Kidney int 2007;71:384-387.
13. Rosenfeld L. A química clínica desde 1800: crescimento e desenvolvimento. Clin Chem 2002;48:186-197.
14. Varmus H. Prefácio, In Downing G, Ed. Biomarkers and Surrogate End points:Clinical Research and Applications. Nova Iorque, NY:Elsevier;2000.
15. Jain KK. The handbook of biomarkers. Springer Science plus Business Media. 1ª edição.
16. Trull AK, Demers LM, Holt DW, Johnston A, Tredger JM , Price CP. Biomarkers of Disease-An Evidence-based approach. Cambridge univ

press 1st ed.
17. Chau CH, Rixe O, McLeod H, Figg WD. Validação de métodos analíticos para biomarcadores utilizados no desenvolvimento de medicamentos. Clin Cancer Res 2008;14:5967-5976.
18. Odell ID, Cook D. Técnicas de imunofluorescência. J Invest Dermato 2013;133:1-4.
19. Skelley DS, Brown LP, Besch PK. Radioimunoensaio. Clin Chem 1973;19:146- 186.
20. www.enwikwpedia.org/ELISA.
21. Teste de fixação do complemento. Instituto Virion \ Serion GmbH, V1.09/07
22. Robinson JP. Citometria de fluxo. Enciclopédia de Biomateriais e Engenharia Biomédica 2004:630-640.
23. Tecnologias baseadas em PCR. IPGRI e Universidade de Cornell 2003:1-35.
24. Scott E, Bramer V. An introduction to mass spectrometry (Introdução à espetrometria de massa). Science Widener 1997:4-10.
25. Duerr JS. Immunohistochemistry. Worm Book 1st ed 2006:1-10.
26. Loos BG, Tjoa S. Marcadores de diagnóstico da periodontite derivados do hospedeiro: existem no fluido da fenda gengival? Periodontol 2000 2005;39:53-72.
27. Selwitz R, Ismail A, Pitts NB. Cárie dentária. Lancet 2007;369:51-59.
28. Beltrán-Aguilar ED, Barker LK, Canto MT, Dye BA, Gooch BF, Griffin SO et al. Vigilância de cáries dentárias, selantes dentários, retenção de dentes, edentulismo e fluorose do esmalte - Estados Unidos, 1988-1994 e 1999-2002. MMWR Surveill Summ 2005;54:1-43.
29. Bagramian RA, Garcia-Godoy F, Volpe AR. O aumento global da cárie dentária. Uma crise de saúde pública iminente. Am J Dent 2009;22:3-8.
30. Petersen PE, Bougreois D, Ogawa H, Estupinan-Day S, Ndiaye C. O peso global das doenças orais e os riscos para a saúde oral. Boletim do Órgão Mundial de Saúde 2005;83:661-669.
31. Berg JH. Deteção precoce de cáries como parte da manutenção da saúde oral em crianças pequenas. Compend Contin Educ Dent 2005;26:24-29.
32. Vehkalahti M, Tarkkonen L, Varsio S, Heikkilä P. Declínio e polarização da incidência de cáries dentárias na população infantil e adolescente, 1976-1993 Caries Res1997;31:161-165.
33. Spencer AJ. Distribuições distorcidas - novas medidas de resultados. Community Dent Oral Epidemiol 1997;25:52-59.
34. Do LG, Spencer AJ. Avaliação dos questionários de qualidade de vida

relacionados com a saúde oral numa população pediátrica geral. Saúde Dentária 2008;25:205-210.

35. Sikorska MHJ, Mielnik-Blaszczak M, Kapec E. A relação entre os níveis de SigA, lactoferrina e inibidor da a1-proteinase na saliva e cáries na dentição permanente em jovens de 15 anos. Oral Microbiology and Immunology 2002;17:272- 276.
36. Fontana M, Zero DT. Avaliação do risco de cárie dos pacientes. J Am Dent Assoc 2006;137:1231-1239.
37. Kaufman E, Lamster IB. As utilizações de diagnóstico da saliva - uma visão geral. Crit Rev Oral Biol Med 2002;13:197-212.
38. Van Nieuw Amerongen A, Bolscher JG, Veerman EC. Proteínas salivares: significado protetor e de diagnóstico na cariologia? Caries Res 2004;38:247-253.
39. Fuchs PC. Disfunção salivar adquirida. Drogas e radiação. Ann NY Acad Sci 1998;842:132-137.
40. Edgar WM, Higham SM. O papel da saliva em modelos de cárie. Adv Dent Res 1995;9:235-238.
41. Stephan RM, Miller BF. Um método quantitativo para avaliar agentes físicos e químicos que modificam a produção de ácidos em placas bacterianas em dentes humanos. J Dent Res 1943;22:45-51.
42. Identificação das amígdalas. As funções da saliva. J Dent Res 1987;66:623-627.
43. Tenovuo J. Salivary parameters relevant to the assessment of caries activity in individuals and populations. Community Dent Oral Epidemiol 1997; 25:82-86.
44. Featherstone JD. O continuum da cárie dentária - evidência de um processo dinâmico da doença. J Dent Res 2004;83:C39-C42.
45. Featherstone JD. Prevention and reversal of dental caries: the role of fluoride at low levels (Prevenção e reversão da cárie dentária: o papel do flúor em níveis baixos). Community Dent Oral Epidemiol 1999;27:31-40.
46. Van Houte J. Microbiological predictors of caries risk. Adv Dent Res 1993;7:87- 96.
47. Marsh PD. As doenças dentárias são exemplos de desastres ecológicos? Mikrobiologie 2003;149:279-294.
48. Tanzer JM, Livingston J, Thompson AM. A microbiologia da cárie dentária primária em humanos. J Dent Educ 2001;65:1028-1037.
49. Berkowitz RJ. Aquisição e transmissão de estreptococos mutans. J Calif Dent Assoc 2003;31:135-138.
50. Anderson MH, Shi W. Uma abordagem probiótica ao controlo das cáries. Pediatr Dent 2006; 28:151-153.

51. Köhler B, Bjarnason S. Mutans streptococci, lactobacilli and caries prevalence in 15- to 16-year-olds in Gothenburg Part II. Swed Dent J 1992;16:253-259.
52. Hamada S, Slade HD. Biologia, imunologia e cariogenicidade do Streptococcus mutans. Microbiol Rev 1980;44:331-384.
53. Fitzgerald RJ, Jordan HV, Stanley HR. Cárie experimental e alterações patológicas da gengiva no rato gnotobiótico. J Dent Res 1960;39:923-935.
54. Aas JA, Griffen AL, Dardis SR, Lee AM, Olsen I, Dewhirst FE e et al. Bactérias de cáries dentárias em dentes decíduos e permanentes em crianças e jovens adultos. J Clin Microbiol 2008; 46:1407-1417.
55. Preza D, Olsen I, Aas JA, Willumsen T, Grinde B, Paster BJ. Perfis bacterianos de cáries radiculares em pacientes idosos. J Clin Microbiol 2008;46:2015-2021.
56. Becker MR, Paster BJ, Leys EJ, Moeschberger ML, Kenyon SG, Galvin JL et al. Análise molecular de espécies bacterianas associadas a cáries infantis. J Clin Microbiol 2002;40:1001-1009.
57. Köhler B, Bratthall D, Krasse B. As medidas preventivas das mães influenciam o estabelecimento da bactéria Streptococcus mutans nos seus bebés. Arch Oral Biol 1983;28:225-231.
58. Köhler B, Andreen I, Jonsson B. Quanto mais precoce for a colonização com estreptococos mutans, maior será a prevalência de cáries aos 4 anos de idade. Oral Microbiol Immunol 1988;3:14-17.
59. Guo L, Shi W. Biomarcadores salivares para avaliação do risco de cárie. J Calif Dent Assoc 2013;41:107-109.
60. Van Houte J, Gibbons RJ, Pulkkinen AJ. Ecologia dos lactobacilos orais humanos. Infect Immun 1972;6:723-729.
61. Loesche WJ, Syed SA. A flora cultural predominante da placa cariada e da dentina cariada. Caries Res 1973;7:201-216.
62. Nyvad B, Kilian M. Comparação da microflora estreptocócica inicial no esmalte de indivíduos activos e inactivos à cárie. Caries Res 1990;24:267- 272.
63. Bowden GH, Ekstrand J, McNaughton B, Challacombe SJ. Associação de bactérias selecionadas com lesões de cárie da superfície radicular. Oral Microbiol Immunol 1990;5:346-351.
64. Sumney DL, Jordan HV. Caracterização de bactérias isoladas de lesões cariosas da superfície radicular humana. J Dent Res 1974;53:343-351.
65. Jordan HV, Keyes PH, Bellack S. Lesões periodontais em hamsters e ratos gnotobióticos infectados com actinomicetos de origem humana. J Periodontal Res 1972;7:21-28.
66. Mantzourani M, Fenlon M, Beighton D. Relação entre

Bifidobacteriaceae e a gravidade clínica das lesões de cárie radicular. Oral Microbiol Immunol 2009;24:32-37.

67. Cortelli SV, Junqueira JC, Faria IS, Ito KCY, Cortelli JR. Correlação entre Candida spp. e índice CPOD em uma população rural. Braz J Oral Sci 2006;5:1007- 1011.
68. Rozkiewicz D, Daniluk T, Zaremba ML, Cylwik-Rokicka D, Stokowska W, Pawinska M et al. Oral Candida albicans carriage in healthy preschool and school children. Adv Med Sci 2006;51:187-190.
69. Klinke T, Kneist S, de Soet JJ, Kuhlisch E, Mauersberger S, Forster A, et al. Produção de ácido por estirpes orais de Candida albicans e lactobacilos. Caries Res 2009;43:83-91.
70. Grimaudo NJ, Nesbitt WE, Clark WB. Coagregação de Candida albicans com espécies de Actinomyces orais. Oral Microbiol Immunol 1996;11:59-61.
71. Russell JI, McFarlane TW, Aitchison TC, Stephen KW, Burchell CK. Predicting caries increase in Scottish adolescents (Previsão do aumento de cáries em adolescentes escoceses). Community Dent Oral Epidemiol 1991;19:74-77.
72. Bowden GH. Será que a avaliação da composição microbiana da placa/saliva permite o diagnóstico da atividade da doença em indivíduos? Community Dent Oral Epidemiol 1997;25:76-81.
73. Umeda M, Contreras A. The usefulness of whole saliva for the detection of periodontopathic bacteria in the mouth (A utilidade da saliva total para a deteção de bactérias periodontopáticas na boca). J Periodontol 1998;69:828-833.
74. Larmas M. Saliva e cárie dentária: testes de diagnóstico para a prática dentária normal. Int Dent J 1992;42:199-208.
75. Lencova E, Broukal Z, Spizk J. Testes microbiológicos de saliva no local de atendimento para a deteção de espécies cariogénicas - relevância clínica - revisão. Folia Microbiol 2010;55:559-568.
76. Van Houte J, Jordan HV, Laraway R, Kent R, Soparkar PM, DePaola PF. Relação entre a flora microbiana da placa dentária e da saliva e a cárie da superfície radicular humana. J Dent Res 1990; 69:1463-1468.
77. Thenisch NL, Bachmann LM, Imfeld T, Leisebach Minder T, Steurer J. Os estreptococos mutans detectados em crianças em idade pré-escolar são um fator preditivo fiável para o risco de cárie? Uma revisão sistemática. Caries Res 2006;40:366-374.
78. Parisotto TM, Steiner-Oliveira C, Silva CM, Rodrigues LK, Nobre-dos-Santos M. Cárie precoce da infância e estreptococos mutans: uma revisão sistemática. Saúde Bucal Prev Dent 2010;8:59-70.
79. Powell V, Leroux BG, Martin JA, White BA. Identificação de

populações adultas com elevado risco de cárie dentária utilizando uma base de dados informatizada e registos de pacientes: um projeto-piloto. J Public Health Dent 2000;60:82-84.
80. Mcgrady JA. Interações específicas e dependentes da carga no reconhecimento de colagénio medicinal por lactobacilos orais. J Dent Res 1995;74:649-658.
81. Krasse B, Fure S. Cárie da superfície da raiz: um problema para pacientes periodontalmente comprometidos. Periodontologia 2000 1994;4:139-147.
82. Messer LB. Avaliação do risco de cárie em crianças. Aust Dent J 2000;45:10-16.
83. Ollila PS, Larmas MA. Valor preditivo a longo prazo dos testes de diagnóstico microbiano salivar em crianças. Eur Arch Paediatr Dent 2008;9:25-30.
84. Pienihakkinen K. Screening for high caries growth in children. Proc Finn Dent Soc 1988;84:1-76.
85. Pedersen AM, Reibel J, Nordgarden H, Bergem HO, Jensen JL, Nauntofte B. Síndrome de Sjögren primária: função das glândulas salivares e achados clínicos orais. Oral Dis 1999;5:128-138.
86. Hofer E, Jensen SB, Pedersen AML, Bardowa A, Nauntofte B. Oral Microflora in Patients with Salivary Gland Hypofunction (Microflora oral em pacientes com hipofunção das glândulas salivares). Oral Biosci Med 2004;2:93-108.
87. Leone CW, Oppenheim FG. Aspectos físicos e químicos da saliva como indicadores do risco de cárie em humanos. J Dent Educ 2001;65:1054-1064.
88. Harris R, Nicoll AD, Adair PM e Pine CM. Factores de risco para a cárie dentária em crianças pequenas: uma revisão sistemática da literatura. Saúde Dentária Comunitária 2004;21:71-85.
89. Mandel ID, Zorn M, Ruiz R, Thompson RH Jr, Ellison SA. As proteínas e os hidratos de carbono ligados a proteínas da saliva parótida em adultos imunes à cárie e activos à cárie. Arch Oral Biol 1965;10:471-475.
90. Balekjian AY, Meyer TS, Montague ME, Longton RW. Padrões electroforéticos do fluido da parótida de indivíduos resistentes e susceptíveis à cárie. J Dent Res 1975;54:850-856.
91. Cowman RA, Schaefer SJ, Fitzgerald RJ, Rosner D, Shklair IL, Walter RG. Utilização diferencial de proteínas na saliva de indivíduos com e sem cárie como substratos de crescimento por estreptococos formadores de placa. J Dent Res 1979;58:2019-2027.
92. Cowman RA, Baron SS, Fitzgerald RJ, Danziger JL, Quintana JA.

Inibição do crescimento de estreptococos orais na saliva por proteínas aniónicas de dois indivíduos sem cáries. Infect Immun 1982;37:513-518.
93. Tabak LA, Levine MJ, Mandel ID, Ellison SA. O papel das mucinas salivares na proteção da cavidade oral. J Oral Pathol 1982;11:1-17.
94. Gold OG, Jordan HV, Houte JV. Um meio seletivo para o isolamento de Streptococcus mutans. Arch Oral Biol 1973;18:1357-1364.
95. Snyder ML. Um método colorimétrico simples para estimar o número relativo de lactobacilos na saliva. J Dent Res 1940;19:349-355.
96. Hommez G, Verhelst R, Claeys G, Vaneechoutte M, De Moor RJ. Investigando o impacto da qualidade da restauração coronal na composição da microflora do canal radicular em dentes com periodontite apical usando a análise T-RFLP. Int Endod J 2004;37:819-827.
97. Akiyama T, Miyamoto H, Fukuda K, Sano N, Katagiri N, Shobuike T et al. Desenvolvimento de um novo método PCR para analisar exaustivamente a flora bacteriana salivar e a sua aplicação a pacientes com infecções odontogénicas. Oral Surg Oral Med Oral Pathol Oral Radiol Endod 2010;109:669-676.
98. Ferlay J, Shin HR, Bray F, Forman D, Mathers C, Parkin DM. Estimates of the global burden of cancer in 2008: GLOBOCAN 2008. Int J Cancer 2010;127:2893-2917.
99. Choudhari SK, Chaudhary M, Bagde S, Gadbail AR, Joshi V. Óxido nítrico e cancro: uma revisão. World J Surg Oncol 2013;11:118-128.
100. Slaughter DL, Southwick HW, Smejkal W. Cancerização de campo no epitélio escamoso estratificado oral; implicação clínica da origem multicêntrica. Cancro 1953;6:963-968.
101. Mishra M, Mohanty J, Sengupta S, Tripathy S. Estudo epidemiológico e clinicopatológico da lecopénia oral. Indian J Dermatol Venereol Leprol 2005;71:161-165.
102. Wu JY, Yi C, Chung HR, Wang DJ, Chang WC, Lee SY, et al. Potenciais biomarcadores na saliva para o carcinoma de células escamosas oral. Oral Oncol 2010;46:226- 231.
103. Pfaffe PT, White JC, Beyerlein P, Kostner K, Punyadeera C. Potencial de diagnóstico da saliva: estado atual e aplicações futuras. Clin Chem 2011;57:675-687.
104. Messadi DV, Wilder SP, Wolinsky L. Melhorar a sobrevivência do cancro oral: o papel dos prestadores de cuidados dentários. J Calif Dent Assoc 2009;37:789-798.
105. Wong DT. Towards a simple saliva-based test for the detection of oral cancer O fluido oral (saliva) é o espelho do corpo e é ideal para

monitorizar a saúde e a doença. Expert Rev Mol Diagn 2006;6:267-272.

106. Lingen MW, Kalmar JR, Karrison T, Speight PM. Avaliação crítica dos meios auxiliares de diagnóstico para a deteção do cancro oral. Oral Oncol 2007:1-12.
107. Shiptzer T, Hamzany Y, Bahar G, Feinmesser R, Savulescu D, Borovoi I, et al. Análise salivar de biomarcadores para o cancro oral. Br J Cancer 2009;101:1194-1198.
108. Mishra A, Verma M. Cancer biomarkers: are we ready for prime time? Cancros 2010;2:190-208.
109. Lahiri M, Sehgal S, Kak YK, Banerjee AK. Flow cytometric and histopathological correlation of primary intracranial neoplasms. Neurology India 2001;49:124-127.
110. Egger G, Liang G, Aparicio A, Jones PA. Epigenetics in human disease and prospects for epigenetic therapy (Epigenética na doença humana e perspectivas para a terapia epigenética). Nature 2004;429:457-463.
111. Belinsky SA. Gene promoter hypermethylation as a biomarker in lung cancer. Nat Rev Cancer 2004;4:707-717.
112. Giuliano M, Giordano A, Jackson S, Giorgi UD, Mego M, Cohen EN, et al. Células tumorais circulantes no cancro da mama. Breast Cancer Res 2014;16:440-449.
113. Cristofanilli M, Budd GT, Ellis MJ, Stopeck A, Matera J, Miller MC, et al. Circulating tumor cells, disease progression and survival in metastatic Jackson breast cancer (Células tumorais circulantes, progressão da doença e sobrevivência no cancro da mama Jackson metastático). N Engl J Med 2004;351:781-791.
114. Thompson MP, Kurzrock R. Epstein-Barr virus and cancer. Clin Cancer Res 2004;1:803-821.
115. Zimmermann BG, Park NJ, Wong DT. Alvos genómicos na saliva. Ann NY Acad Sci 2007;1098:184-191.
116. Jiang J, Park NJ, Hu S, Wong DT. Um agente pré-analítico universal para a estabilização simultânea de proteínas salivares, ARN e ADN à temperatura ambiente. Arch Oral Biol 2009;54:268-273.
117. Wong DT. Diagnóstico da saliva utilizando a nanotecnologia, a proteómica e a genómica. J Am Dent Assoc 2006;137:313-321.
118. Streckfus CF, Dubinsky WP. Análise proteómica da saliva para o diagnóstico do cancro. Expert Rev Proteomics 2007;4:329-332.
119. Streckfus C, Bigler L, Dellinger T, Dai X, Kingman A, Thigpen JT. A presença de c-erbB-2 solúvel na saliva e no soro de mulheres com cancro da mama: um estudo preliminar. Clin Cancer Res 2000;6:2363-2370.

120. Schapher M, Wendler O, Groschl M, Schafer R, Iro H, Zenk J. Salivary leptin as a candidate diagnostic marker in salivary gland tumours. Clin Chem 2009;55:914- 922.
121. Prasad RB, Sharma A, e Babu HM. Uma visão dos marcadores salivares no cancro oral. Dent Res J (Isfahan) 2013;10:287-295.
122. Saheb-Jamee M, Eslami M, Moghadam FA, Sarafnejad AF. Concentrações salivares de TNFα, IL1α, IL6 e IL8 no carcinoma de células escamosas oral. Med Oral Patol Oral Cir Bucal 2008;13:292-295.
123. Liao PH, Chang YC, Huang MF, Tai KW, Chou MY. Mutação do códão 63 do gene p53 na saliva como marcador molecular do carcinoma espinocelular oral. Oral Oncol 2000;36:272-276.
124. Sperandio M, Odell EW, Oliveira DT, Warnakulasuriya S. Biomarcadores para a predição do carcinoma espinocelular oral em estágios pré-cancerosos. Rev Fac Odontol Bauru 2002;10:63-67.
125. Yamazaki Y, Chiba I, Ishikawa M, Satoh C, Notani K, Ohiro Y, et al. Anticorpo p53 sérico como indicador de prognóstico no carcinoma de células escamosas oral. Odontology 2008;96:32-37.
126. El-Naggar AK, Mao L, Staerkel G, Coombes MM, Tucker SL, Luna MA, et al. Genetic heterogeneity in saliva from patients with oral squamous carcinomas: implications in molecular diagnosis and screening. J Mol Diagn 2001;3:164-170.
127. Bahar G, Feinmesser R, Shpitzer T, Popovtzer A, Nagler RM. Análise da saliva em pacientes com cancro da cavidade oral: oxidação do ADN e das proteínas, espécies reactivas de azoto e perfil antioxidante. Cancro 2007;109:54-59.
128. Sato J, Goto J, Murata T, Kitamori S, Yamazaki Y, Satoh A, et al. Alterações nos níveis de interleucina-6 na saliva em doentes com carcinoma espinocelular oral. Oral Surg Oral Med Oral Pathol Oral Radiol Endod 2010;110:330-336.
129. Brailo V, Vacicevic-Boras V, Cekic-Arambasin A, Alajbeg IZ, Milenovic A, Lukac J. A importância da interleucina 6 salivar e do fator de necrose tumoral alfa em doentes com leucoplasia oral. Oral Oncol 2006;42:370-373.
130. Duffy SA, Taylor JM, Terrell JE, Islam M, Li Y, Fowler KE, et al. Interleukin-6 predicts recurrence and survival in patients with head and neck cancer. Cancro 2008;113:750-757.
131. Zhong LP, Chen GF, Xu ZF, Zhang X, Ping FY, Zhao SF. Deteção da atividade da telomerase na saliva de pacientes com carcinoma oral de células escamosas. Int J Oral Maxillofac Surg 2005;34:566-570.
132. Cho WC. Contribuição da oncoproteómica para a descoberta de

biomarcadores do cancro. Mol Cancer 2007;6:25-28.
133. Hanahan D, Weinberg RA. As marcas do cancro: a próxima geração. Cell 2011;144:646-674.
134. Esfahanian V, Shamami MS, Shamami MS. Relação entre osteoporose e doença periodontal: revisão da literatura. J Dent (Teerão) 2012;9:256- 264.
135. Relatório da Academia. Tratamento da gengivite induzida por placa bacteriana, periodontite crónica e outras condições clínicas. J Periodontol 2001;72:1790-1800.
136. Armitage G. Diagnóstico periodontal e classificação das doenças periodontais. Periodontologia 2000;34:9-21.
137. Demmer R, Papapanou PN. Padrões epidemiológicos da periodontite crónica e agressiva. Periodontol 2000;2010;53:28-44.
138. Albandar JM. Um estudo de 6 anos sobre o padrão de progressão da doença periodontal. J Clin Periodontol 1990;17:467-471.
139. Nualart Grollmus ZC, Morales Chávez MC, Silvestre Donat FJ: Doenças periodontais associadas a doenças genéticas sistémicas. Med Oral Patol Oral Cir Bucal 2007;12:E211-215.
140. Socransky SS, Haffajee AD. A natureza da doença periodontal. Ann Periodontol 1997;2:3-10.
141. Kinane DF, Lappin DF. Aspectos clínicos, patológicos e imunológicos da doença periodontal. Ata Odontol Scand 2001;59:154-160.
142. Ryan ME. Abordagens não cirúrgicas para o tratamento da doença periodontal. Dent Clin North Am 2005;49:611-636.
143. Offenbacher S. Doenças periodontais: Patogénese. Ann Periodontol 1996;1:821-
878.
144. Chapple IL. Diagnóstico e tratamento periodontal - onde está o futuro? Periodontol 2000 2009;51:9-24.
145. Lambster IB, Grbic JT. Diagnóstico da doença periodontal baseado na análise da resposta do hospedeiro. Periodontol 2000 1995;7:83-99.
146. Armitage GC. O diagnóstico da doença periodontal. J Periodontol 2003;74:1237- 1247.
147. Grupo de Trabalho sobre Definições de Biomarcadores. Biomarkers and surrogate endpoints: preferred definitions and concetual framework. Clin Pharmacol Ther 2001;69:89-95.
148. Loos BG, Tjoa S. Marcadores de diagnóstico da periodontite derivados do hospedeiro: existem no fluido do sulco gengival? Periodontol 2000 2005;39:53-72.
149. Paquette DW, Williams RC. Modulação dos mediadores inflamatórios do hospedeiro como estratégia de tratamento da doença periodontal.

Periodontol 2000 2000;24:239-252.
150. Armitage GC. Análise do fluido crevicular gengival e o risco de progressão da periodontite. Periodontol 2000 2004;34:109-119.
151. Hall ER, Falkler WA Jr, Suzuki JB. Produção de imunoglobulinas em culturas de explantes de tecido gengival de pacientes com periodontite adolescente. J Periodontol 1990:61;603-608.
152. Ebersole JL. Respostas imunes humorais no fluido crevicular gengival: implicações locais e sistémicas. Periodontol 2000 2003;31:134-166.
153. Uitto VJ. Fluido do sulco gengival - uma introdução. Periodontol 2000 2003;31:9-11.
154. Griffiths GS. Formação, recolha e significado do fluido crevicular gengival. Periodontol 2000 2003;31:32-42.
155. Perinetti G, Paolantonio M, Femminella B, Serra E, Spoto G. A atividade da fosfatase alcalina no fluido crevicular gengival reflecte as fases de cicatrização periodontal e re-inflamação em pacientes com periodontite crónica. J Periodontol 2008;79:1200- 1207.
156. Oringer RJ, Howell TH, Nevins ML, Reasner DS, Davis GH, Sekler J, et al. Relação entre os níveis de aspartato aminotransferase crevicular e a progressão da doença periodontal. J Periodontol 2001;72:17-24.
157. Layik M, Yamalik N, Caglayan F, Kilinç K, Etikan I, Eratalay K. Análise do tecido gengival humano e do nível de glucuronidase B do fluido crevicular gengival numa doença periodontal específica. J Periodontol 2000;71:618-622.
158. Sugiyama Y, Yamaguchi M, Kanekawa M, Yoshii M, Nozoe T, Nogimura A. O nível de catepsina B no fluido crevicular gengival durante o movimento dentário ortodôntico humano. Eur J Orthod 2003;25:71-76.
159. Smith AJ, Addy M, Embery G. Gingival crevicular fluid glycosaminoglycan levels in patients with chronic adult periodontitis. J Clin Periodontol 1995;22:355-361.
160. Hernandez M, Gamonal J, Tervahartiala T, Mantyla P, Rivera O, Dezerega A. Associações entre a matriz metaloproteinase-8 e 14 e a mieloperoxidase no fluido crevicular gengival de pacientes com periodontite crónica progressiva: um estudo longitudinal. J Periodontol 2010;81:1644-1652.
161. Hernandez M, Valenzuela MA, Lopez-Otin C, Alvarez J, Lopez JM, Vernal R, et al. A metaloproteinase-13 da matriz é altamente expressa na atividade da doença periodontal destrutiva. J Periodontol 2006;77:1863-1870.
162. Prapulla DV, Sujatha PB, Pradeep AR. Níveis de VEGF no tecido crevicular gengival na saúde e doença periodontal. J Periodontol

2007;78:1783-1787.

163. Graves DT, Cochran D. A contribuição da interleucina-1 e do fator de necrose tumoral para a destruição dos tecidos periodontais. J Periodontol 2003;74:391-401.

164. Alptekin NO, Ari H, Haliloglu S, Alptekin T, Serpek B, Ataoglu T. The effect of endodontic therapy on periapical exudate neutrophil elastase and prostaglandin-E2 levels. J Endod 2005;31:791-795.

165. Al-Shammari KF, Giannobile WV, Aldredge WA, Iacono VJ, Eber RM, Wang HL, et al. Efeito da terapia periodontal não cirúrgica no C-Telopeptídeo
Ligações cruzadas de piridinolina (ICTP) e níveis de interleucina-1. J Periodontol 2001;72:1045-1051.

166. Ishida H, Shinohara H, Nagata T, Nishikawa S, Wakano Y. Atividade da fosfolipase A(2) no fluido crevicular gengival de pacientes com doença periodontal: um possível marcador da atividade da doença. Mediators Inflamm 1994;3:17-21.

167. Aneta AS, Trajkov D, Mirjana P, Spiroski M. Análise dos Polimorfismos do Gene do Fator de Crescimento Transformador-Beta1 em Pacientes Macedónios com Periodontite Crónica. Macedonian Journal of Medical Sciences 2009;2:30-33.

168. Cornelini R, Rubini C, Fioroni M, Favero GA, Strocchi R, Piattelli A. Expressão do fator de crescimento transformador beta 1 nos tecidos moles peri-implantares de implantes dentários saudáveis e com falhas. J Periodontol 2003;74:446-450.

169. Mogi M, Otogoto J, Ota N, Togari A. Expressão diferencial de RANKL e osteoprotegerina no fluido do cancro gengival de pacientes com periodontite. J Dent Res 2004;83:166-169.

170. Biyikoglu B , Buduneli N, Karde§ler L, Aksu K, Oder G, Kutuk^uler N. Avaliação de t-PA, PAI-2, IL-1b e PGE2 no fluido crevicular gengival de doentes com artrite reumatoide com doença periodontal. J Clin Periodontol 2006;33:605-611.

171. Kesic L, Milasin J, Igic M, Obradovic R. Microbial etiology of periodontal diseases - mini-review. Medicina e Biologia 2008;15:1-6.

172. Offenbacher S, Heasman PA, Collins JG. Modulação da secreção de PGE2 do hospedeiro como um determinante da gravidade da doença periodontal. J Periodontol 1993;64:432-444.

173. Tatakis DN. Interleukin-1 e metabolismo ósseo. J Periodontol 1993;64:416-431.

174. Tsai CC, Ho YP, Chen CC. Níveis de interleucina-1ß e interleucina-8 no fluido crevicular gengival na periodontite do adulto. J Periodontol 1995;66:852-859.

175. Ozmeric N, Bal B, Balos K, Berker E, Bulut S. A correlação entre a gengivite e a

Níveis de interleucina-8 no fluido crevicular e estado periodontal na doença crevicular juvenil localizada.

Periodontite. J Periodontol 1998;69:1299-1304.

176. Bickel M. The Role of Interleukin-8 in Inflammation and Mechanisms of

Regulamento. J Periodontol 1993;64:456-460.

177. Ozdemir B, Ozcan G, Karaduman B, Teoman AI, Ayhan E, Ozer N, et al. Lactoferrina no fluido crevicular gengival e no sangue periférico durante a gengivite experimental. Eur J Dent 2009;3:16-23.

178. Tsai CC, Kao CC, Chen CC. Níveis de lactoferrina no fluido crevicular gengival em pacientes adultos com periodontite. Aust Dent J 1998;43:40-44.

179. Miyasaki KT, Voganatsi A, Huynh T, Marcus M, Underwood S. Níveis de calprotectina e lactoferrina no fluido crevicular gengival de crianças. J Periodontol 1998;69:879-883.

180. Miyasaki KT. Os neutrófilos: Mecanismos de controlo bacteriano periodontal. J Periodontol 1991;62:761-774.

181. Engel LD, Pasquinelli KL, Leone SA, Moncla BJ, Nielson KD, Rabinovitch PS. Perfis anormais de linfócitos e estado do leucotrieno B4 num paciente com doença de Crohn e periodontite grave. J Periodontol 1988;59:841-847.

182. Frodg BD, Ebersole JL, Kryscio RJ, Thomas MV, Miller CS. Biomarcadores de remodelação óssea na doença periodontal na saliva. J Periodontol 2008;79:1913-1919.

183. Kramer JM, Gaffen SL. Interleukin-17: um novo paradigma para a inflamação, autoimunidade e terapia. J Periodontol 2007;78:1083-1093.

184. Umeda M, Contreras A, Chen C, Bakker I, Slots J. The Utility of Whole Saliva to Detect the Oral Presence of Periodontopathic Bacteria (A Utilidade da Saliva Total para Detetar a Presença Oral de Bactérias Periodontopáticas). J Periodontol 1998;69:828- 833.

185. Lawrence HP. Marcadores salivares para doenças sistémicas: Diagnóstico não invasivo de doenças e monitorização da saúde geral. J Can Dent Assoc 2002;68:170-174.

186. Tapashetti RP. Periodontite e proteína C-reactiva como fator de risco cardiovascular - uma relação causal? Hong Kong Dental Journal 2008;5:100-109.

187. Giannobile WV, Beikler T, Kinney JS, Ramseier CA, Morelli T, Wong

DT. A saliva como ferramenta de diagnóstico da doença periodontal: estado atual e direcções futuras. Periodontol 2000 2009;50:52-64.
188. Reiff RL. Resposta sérica e salivar de IgG e IgA à terapia de preparação inicial. J Periodontol 1984;55:299-305.
189. Slade GD, Ghezzi EM, Heiss G, Beck JD, Riche E, Offenbacher S. Relação entre a doença periodontal e a proteína C-reactiva entre adultos no estudo Atherosclerosis Risk in Communities. Arch Intern Med 2003;163:1172- 1179.
190. Nomura S, Mizuno T, Nozawa. A Integração da Imunoglobulina A Salivar pela Tarefa de Esforço Repetitivo:1349-1354.
191. Ra Bi, Jain R, Kharb AS. Total salivary glutathione levels: periodontitis in smokers and non-smokers. The Internet Journal of Laboratory Medicine 2009;2:13- 17.
192. Rasch MS, Mealey BL, Prihoda TJ, Woodard DS, McManus LM. The effect of initial periodontal therapy on salivary platelet-activating fator levels in chronic periodontitis in adults. J Periodontol 1995;66:613-623.
193. Chin YT, Chen YT, Tu HP, Shen EC, Chiang CY, Gau CH, et al. Upregulation of the Expression of Epidermal Growth Fator and its Recetor in Gingiva upon Cyclosporin A Treatment (Aumento da expressão do fator de crescimento epidérmico e do seu recetor na gengiva após tratamento com ciclosporina A). J Periodontol 2006;77:647-656.
194. Sathishkumar T, Shanmugam S, Rameshkumar S, Rajavelan G, Haridoss V. Characterisation of Salivary Glutathione reductase in Normal Individuals and its Implications on Smokers (Caracterização da Glutationa Redutase Salivar em Indivíduos Normais e as suas Implicações nos Fumadores). Investigador 2010;2:74-78.
195. Cutando A, Gomez-Moreno G, Arana C, Acuna-Castroviejo D, Reite RJ.
Melatonina: Possíveis funções na cavidade oral. J Periodontol 2007;78:1094- 1102.
196. Gomez-Moreno G, Cutando-Soriano A, Arana C, Galindo P, Bolaños J, Acuna- Castroviejo D et al. Expressão da melatonina na doença periodontal. J Periodont Res 2007;42:536-554.
197. Ariyarajah V. Neopterin: its role in inflammation and coronary artery disease (Neopterina: o seu papel na inflamação e na doença arterial coronária). South Med J 2008;101:461-463.
198. Cimerman N. Human cystatin C. Turk J Biochem 2007;32:95-103.
199. Henskens YM, Veerman EC, Mantel MS, Van der Velden U, Nieuw Amerongen AV. Cystatins S e C na saliva humana total e na saliva

glandular na saúde e doença periodontal. J Dent Res 1994;73:1606-1614.

200. Dye BA, Tan S, Smith V, Lewis BG, Barker LK, Thornton-Evans G, et al. Anticorpos séricos contra bactérias periodontais como marcadores de diagnóstico da periodontite. J Periodontol 2009;80:634-664.

201. Noack B, Genco RJ, Trevisan M, Grossi S, Zambon JJ, De Nardin E. As infecções periodontais contribuem para níveis elevados de proteína C-reactiva sistémica. J Periodontol 2001;72:1221-1227.

202. Ebersole JL, Machen RL, Steffen MJ, Willmann DE. Reagentes sistémicos de fase aguda, proteína C-reactiva e haptoglobina, na periodontite do adulto. Clin Exp Immunol 1997;107:347-352.

203. Iwata T. A ceruloplasmina induz a ativação de leucócitos polimorfonucleares na periodontite agressiva localizada. J Periodontol 2009;80:1300-1306.

204. Beck JD, Offenbacher S, Williams R, Gibbs P, Garcia R. Periodontite: um fator de risco para a doença coronária? Ann Periodontol 1998;3:127-141.

205. Schenkein HA, Berry CR, Burmeister JA, Brooks CN, Barbour SE, Best AM, et al. Anticorpos anticardiolipina em soros de pacientes com periodontite. J Dent Res 2003;82:919-922.

206. Sirajwala HB, Dabhi AS, Malukar NR, Bhalgami RB, Pandya TP. Serum ceruloplasmin level as an extracellular antioxidant in acute myocardial infarction. JIACM 2007;8:135-138.

207. Dhadse P, Gattani D, Mishra R. A ligação entre a doença periodontal e a doença cardiovascular: até onde chegámos nas últimas duas décadas? J Indian Soc Periodontol 2010;14:148-154.

208. Faghihi SH, Rokn AR, Ebrahim R. Avaliação do título de anticorpos anti-cardiolipina no soro de pacientes com periodontite crónica. J Dent (Teerão) 2009;2:57- 62.

209. Hirano T, Akira S, Taga T, Kishimoto T. Biological and clinical aspects of interleukin 6, Immunol Today 1990;11:443-449.

210. Takahashi K, Takashiba S, Nagai A, Takigawa M, Myoukai F, Kurihara H, et al. Avaliação da Interleucina 6 na Patogénese da Doença Periodontal. J Periodontol 1994;65:147-153.

211. Miranda LA, Fischer RG, Sztajnbok FR. Elevação da interleucina-18 em pacientes com artrite idiopática juvenil e perda precoce de inserção. J Periodontol 2005;76:75-82.

212. Haas SL, Abbatista M, Brade J, Singer MV, Bocker U. Níveis séricos de interleucina-18 na doença inflamatória intestinal: Correlação com a atividade da doença e marcadores inflamatórios. Swiss Med Wkly

2009;139:140-144.
213. De Courten BV, Degawa-Yamauchi M, Considine RV, Tataranni PA. High serum resistin is associated with increased obesity but not worsened insulin resistance in Pima Indians. Diabetes 2004;53:1279-1284.
214. Saito T, Yamaguchi N, Shimazaki Y, Hayashida H, Yonemoto K, Doi Y, et al. Níveis séricos de resistina e adiponectina em mulheres com periodontite: o estudo Hisayama. J Dent Res 2008;87:319-322.
215. Fayyaz I, Ahmed MZ, Shah SI, Mehmood S, Akram S, Ghani M. Serum adiponectin levels in patients with coronary artery disease. J Ayub Med Coll Abbottabad 2009;21:90-92.
216. Liu YZ, Chen B, She XD. Uma avaliação clínica das concentrações séricas da molécula de adesão intercelular-1 em pacientes com cancro gástrico. World J Gastroenterol 1998;4:225-232.
217. Kang X, Wang F, Xie JD, Cao J, Xian PZ. Avaliação clínica da concentração sérica da molécula de adesão intercelular-1 em pacientes com cancro colorrectal. World J Gastroenterol 2005;11:4250-4253.
218. Fraser HS, Palmer RM, Wilson RF, Coward PY, Scott DA. Concentrações sistémicas elevadas de ICAM-1 solúvel (sICAM) não se reflectem no fluido crevicular gengival de fumadores com periodontite. J Dent Res 2001;80:1643-1647.
219. Iademarco MF, McQuillan JJ, Rosen GD, Dean DC. Characterisation of the promoter for Vascular Cell Adhesion Molecule- 1 (VCAM- 1). J Biol Chem 1992; 267:16323-16329.
220. De Lemos JA, Hennekens CH, Ridker PM. Plasma concentration of soluble vascular cell adhesion molecule-1 and subsequent cardiovascular risk. J Am Coll Cardiol 2000;36:423-426.
221. Soedarson N, Rabello D, Kamei H, Fuma D, Ishihara Y, Suzuki M, et al. Avaliação dos polimorfismos dos genes RANK/RANKL/OPG na periodontite agressiva. J Periodontal Res 2006;41:397-404.
222. Jin Q, Cirelli JA, Park CH, Sugai JV, Taba M, Kostenuik PJ, et al. A inibição de RANKL pela osteoprotegerina bloqueia a perda óssea na periodontite experimental. J Periodontol 2007;78:1300-1308.
223. Karthikeyan BV, Pradeep AR. Fluido crevicular gengival e leptina sérica: a sua relação com a saúde e a doença periodontal. J Clin Periodontol 2007;34:467-472.
224. Johnson RB, Serio FG. Leptin in healthy and diseased human gingiva. J Periodontol 2001;72:1254-1257.
225. Noble JM, Scarmeas N, Celenti RS, Elkind MS, Wright CB, Schupf N, et al. Os níveis séricos de anticorpos IgG para a microbiota periodontal estão associados ao aparecimento da doença de Alzheimer.

PLoS One 2014;9:12-16.

226. Lu H, Wang M, Gunsolley JC, Schenkein HA, Tew JG. Concentrações de subclasses de imunoglobulina G no soro em indivíduos periodontalmente saudáveis e doentes. Infect Immun 1994;62:1677-1682.

227. Bullon P, Goberna B, Guerrero C, Segura JJ, Cano RP, Sahuquillo AM. Osteocalcina no soro, saliva e fluido crevicular gengival: a sua relação com o estado periodontal e a densidade mineral óssea em mulheres pós-menopáusicas. J Periodontol 2005;76:513-519.

228. Bullon P, Chandler L, Segura Egea JJ, Cano RP, Sahuquillo AM. Osteocalcina no soro, saliva e fluido crevicular gengival: associação com o resultado do tratamento periodontal em mulheres na pós-menopausa. Med Oral Patol Oral Cir Bucal 2007;12:193- 197.

229. Fowler DJ, Nicolaides KH, Miell JP. Proteína de ligação ao fator de crescimento semelhante à insulina-1 (IGFBP-1). Um papel multifuncional no trato reprodutor feminino humano. Hum Reprod Update 2000;6:495-504.

230. Subramani T, Sakkarai A, Senthilkumar K, Periasamy S, Abraham G, Rao S. Expressão da proteína-5 de ligação ao fator de crescimento semelhante à insulina no crescimento gengival humano induzido por fármacos. Indian J Med Res 2007;125:43-48.

231. Bourin MC, Lindahl U. Functional role of the polysaccharide component of rabbit thrombomodulin proteoglycan. Biochem J 1990;270:419-425.

232. Matsuyama T, Izumi Y, Shibatate K, Yotsumoto Y, Obama H, Uemura M, et al. Expressão e atividade da trombomodulina no epitélio gengival humano: estudos in vivo e in vitro. J Periodont Res 2000:35;146-157.

233. Vane JR, J A Mitchell, I Appleton, A Tomlinson, D Bishop-Bailey, J Croxtall, et al. Inducible isoforms of cyclooxygenase and nitric-oxide synthase in inflammation. Proc Nad Acad Sci USA 1994;91:2046-2050.

234. Shibata K, Warbington ML, Gordon BJ, Kurihara H, Van Dyke TE. Atividade da óxido nítrico sintase em neutrófilos de pacientes com periodontite agressiva localizada. J Periodontol 2001;72:1052-1058.

235. Timmurkaan S, Tarakci BG. Determinação imunohistoquímica da calbindina-D28k no rim de ratos pós-natais. Vet Med Czech 2004;49:334-338.

236. Onishi T, Ooshima T, Sobue S, El-Sharaby A, Kurisu K, Wakisaka S. Expressão alterada da calbindina D28k no ligamento periodontal de molares de rato em resposta a alterações na força oclusal. J Periodont

Res 2000:35;301-309.
237. Cooper AM, Khader SA. IL-12p40: uma citocina intrinsecamente agonística.Trends Immunol 2007;28:33-38.
238. Murakami S, Terakura M, Kamatani T, Hashikawa T, Saho T, Shimabukuro Y, et al. A adenosina regula a produção de interleucina-6 por fibroblastos gengivais humanos através da via AMP cíclica/proteína quinase A. J Periodont Res 2000:35;93- 101.
239. Varghese S, Rydziel S, Canali E. Basic Fibroblast Growth Fator Stimulates Collagenase-3 Promoter Activity in Osteoblasts through an Activator Protein-1- Binding Site. Endocrinology 2000;141:2185-2191.
240. Takayama S, Murakami S, Miki Y, Ikezawa K, Tasaka S, Terashima A, et al. Efeitos do fator de crescimento de fibroblastos básicos nas células do ligamento periodontal humano. J Periodontal Res 1997:32;667-675.
241. Antoniade HN. Fator de crescimento derivado de plaquetas humano (PDGF): purificação de PDGF-I e PDGF-II e separação da sua subunidade reduzida. Proc Natl Acad Sci USA 1981;78:7314-7317.
242. Green RJ, Usui ML, Hart CE, Ammons WF, Narayanan AS. Imunolocalização das cadeias A e B do fator de crescimento derivado das plaquetas e dos receptores alfa e beta do PDGF em feridas gengivais humanas. J Periodontal Res 1997:32;209-214.
243. Attucci S, Korkmaz B, Juliano L, Hazouard E, Girardin C, Brillard-Bourdet M, et al. Medição da catepsina G livre e ligada à membrana em neutrófilos humanos utilizando um novo substrato fluorogénico sensível. Biochem J 2002;366:965-970.
244. Kunimatsu K, Ozaki Y, Hara Y, Aoki Y, Yamamoto K, Kato I. Análise imunohistoquímica da catepsina G e da medulasina no tecido gengival inflamado de pacientes periodontais. J Periodontal Res 1997;32:264-270.
245. Verstappen J, Von den Hoff JW. Inibidores tecidulares de metaloproteinases (TIMPs): As suas funções biológicas e envolvimento em doenças orais. J Dent Res 2006:85;1074-1084.
246. Kubota T, Matsuki Y, Nomura T, Hara K. Estudo de hibridização in situ das células que expressam o ARNm do inibidor tecidular das mataloproteinases no tecido gengival humano inflamado. J Periodontal Res 1997;32:467-472.
247. Tadmouri GO, Al Ali MT, Al-Haj Ali S, Al Khaja N. CTGA: a base de dados para doenças genéticas nas populações árabes. Nucleic Acids Res 2006;34:D602-606.
248. Hirano F, Hirano H, Hino E, Takayama S, Saito K, Kusumoto Y, et al.

Expressão da isoforma CD44 nos tecidos periodontais: regulação específica do tipo de célula do splicing alternativo. J Periodontal Res 1997;32:634-645.
249. Brindle NP, Saharinen P, Alitalo K. Signalling and Functions of Angiopoietin-1 in Vascular Protection (Sinalização e Funções da Angiopoietina-1 na Proteção Vascular). Circ Res 2006;98:1014-1023.
250. Lester SR, Bain JL, Serio FG, Harrelson BD, Johnson RB. Relação entre as concentrações de angiopoietina-1 gengival e a profundidade do sulco gengival adjacente. J Periodontol 2009;80:1447-1453.
251. Sherry B, Tekamp-Olson P, Gallegos C, Bauer D, Davatelis G, Wolpe SD, et al. Resolução dos dois componentes da proteína inflamatória de macrófagos 1 e
Clonagem e caraterização de um destes componentes, a proteína inflamatória macrofágica 1 beta. J Exp Med 1988;168:2251-2259.
252. Morandini AC, Sipert CR, Gasparoto TH, Greghi SL, Passanezi E, Rezende ML, et al. Produção diferencial de MIP 1 alfa, fator derivado do estroma 1 e IL 6 por fibroblastos gengivais e do ligamento periodontal em cultura humana desafiados com lipopolissacarídeo de P gingivalis. J Periodontol 2010;81:310-317.
253. Havens AM, Chiu E, Taba M, Wang J, Shiozawa Y, Jung Y,et al. O fator-1alfa derivado do estroma (CXCL12) aumenta na doença periodontal. J Periodontol 2008;79:845-853.

Índice

CAPÍTULO 1 1
CAPÍTULO 2 3
CAPÍTULO 3 7
CAPÍTULO 4 18
CAPÍTULO 5 27
CAPÍTULO 6 36
CAPÍTULO 7 41
CAPÍTULO 8 82
REFERÊNCIAS 85

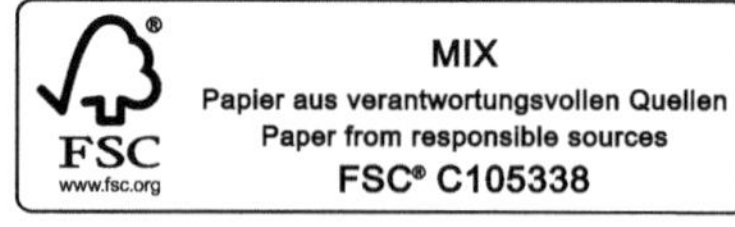

Printed by Books on Demand GmbH, Norderstedt / Germany